Collection « Du côté de la vie »
dirigée par Anne Carrière et Sophie Bagur

VIVRE LA MALADIE

Dans la même collection

Le Chagrin des autres, de Valérie Colin-Simard
Les Pièges de la perfection, de Steven J. Hendlin
Pères en solo, de Catherine Malaval et Philippe Valeri
Timides, d'Éric Dumont
Le Défi des bonnets d'âne, de Margot Arnaud
Les Dépensiers compulsifs, de Loly Clerc
Solitudes apprivoisées, de Bernard Pichon

Dr Bernie S. Siegel

VIVRE LA MALADIE

Trouver ses propres réponses pour l'affronter

Traduit de l'américain par Jean Colonna

Éditions Anne Carrière

Du même auteur :

L'Amour, la Médecine et les Miracles, éditions Robert Laffont, 1989 ; éditions J'ai Lu, 1990.
Messages de vie, éditions Robert Laffont, 1991 ; éditions J'ai Lu, 1993.

Titre original :

HOW TO LIVE BETWEEN OFFICE VISITS : A GUIDE TO LIFE, LOVE AND HEALTH

ISBN : 2-910188-56-6
ISSN : 1248-7937

A nos pères qui demeurent en nous par l'esprit.

A mon père, Simon B. Siegel, qui m'a appris que nous sommes ici-bas pour rendre la vie plus douce à nos proches et que l'adversité peut être un don du ciel.

A mon beau-père, Adolph L. Stern, qui m'a enseigné l'humour et le courage à une époque où il était prisonnier de son corps sans mouvement.

A ma mère, Rose, qui m'a appris comment survivre et comment affronter l'adversité.

A ma femme, Bobbie, l'être humain vivant le plus important dans ma vie, et l'ordinateur portable le plus séduisant que je connaisse.

A ma belle-mère, Merle, et à nos enfants, Jonathan, Jeffrey, Stephen, Carolyn et Keith, et à ceux qu'ils aiment, Judy, Marcia, Roy, pour m'avoir aidé à en savoir plus sur l'amour.

Aux trois mousquetaires qui ont contribué à la naissance de ce livre :

Sally Arteseros, qui a aidé à la mise en forme du projet et à sa création ;

Victoria Pryor, qui est mon agent littéraire et davantage encore ;

Carol Cohen, qui est bien plus que mon éditeur chez Harper Collins.

Merci à tous pour votre compétence, votre patience, votre sagesse.

A Lucille Ranciato, Suzan Duffy et tous ceux qui enrichissent ma vie. J'aimerais qu'il y ait assez de place ici pour citer tous vos noms. Sachez que vous avez transformé mon existence.

Vous êtes les œuvres d'art dont je m'inspire.

Ainsi, la foi, l'espérance et l'amour demeurent, mais des trois le plus grand est l'amour.

I CORINTHIENS XIII, 13

Pour l'homme, comme pour toutes les espèces, l'amour est la forme de comportement la plus apte à assurer la survie.

ASHLEY MONTAGU

Une cicatrice
est une chose très belle, une pièce de monnaie
que le corps a frappée d'une devise invisible :
Nous avons la foi.
Notre corps nous aime et,
alors même que notre âme part à la dérive sur les flots du rêve,
il travaille à réparer les dommages que nous avons causés.

Fermez les yeux en sachant
que la guérison est l'œuvre de l'obscurité,
que l'obscurité est l'habit de la guérison,
que le vaisseau de notre traversée terrestre est soulevé par des vagues dont la puissance nous échappe.
La foi est une exigence dont nous avons besoin pour vivre,
la seule chose qui nous soit donnée
comme preuve de l'existence de forces supérieures.

JOHN UPDIKE, *Ode à la guérison*

Un guide de vie, d'amour et de santé

Un jour de l'automne 1977, alors que je participais à un séminaire, ma voisine se trouva être une de mes patientes qui souffrait d'un cancer du sein. Soudain, elle se tourna vers moi et me dit : « Savez-vous ce que je voudrais ? J'aimerais savoir comment vivre entre les consultations. »

J'étais venu à ce séminaire car le médecin que j'étais ne savait trop comment se comporter avec ses malades en tant que personnes. Comme beaucoup de praticiens, je m'étais fabriqué une carapace qui me protégeait des souffrances morales dont j'étais le témoin. J'avais été formé pour traiter la maladie. Or, le jour où vous comprenez que toutes les maladies ne peuvent pas être guéries, vous éprouvez un sentiment d'échec.

Je sais maintenant que l'on enseigne bien uniquement ce que l'on a envie d'apprendre. Quand cette femme m'a adressé la parole, je suis sûr que, de mon côté, j'étais tenaillé par le même besoin qu'elle. J'ai saisi la balle au bond. Je lui ai dit :

« Eh bien, je vais vous l'apprendre. » J'ai l'impression qu'une petite voix intérieure me suggérait : « J'ai tant besoin de l'apprendre aussi. Alors, mettons-nous-y ensemble. » (A l'époque, je pensais qu'il suffirait de huit séances et qu'au bout de deux mois la question du « comment vivre » serait réglée. Mais cette formation accélérée s'est en fait prolongée pendant une quinzaine d'années et, aujourd'hui encore, je travaille sur le même sujet.)

J'ai adressé des lettres à une centaine de patients pour les inviter à participer à un groupe de travail où ils pourraient parler de leur existence, s'exprimer en dessinant, apprendre comment vivre avec leur maladie. Je pensais qu'ils en parleraient autour d'eux et je m'attendais à recevoir des centaines de réponses. Mais j'ai vu arriver seulement une douzaine de femmes et nous avons commencé avec ce petit groupe (ce n'est pas un hasard si les seules à répondre furent des femmes).

Mon but était de connaître ces personnes dans leur singularité. En tant que chirurgien, que pouvais-je apprendre d'elles ? Comment d'autres pouvaient-elles rejoindre, à leur tour, le camp des « survivants » ? Ces femmes m'ont montré ce que vivre veut dire. Elles m'ont prouvé que je ne disposais pas des bonnes réponses parce que mon expérience de l'adversité ne valait pas la leur. Je croyais que c'était à moi de les aider, de leur apprendre quelque chose, mais, bien vite, je me suis rendu compte que c'étaient elles qui me donnaient des leçons.

Nous avons commencé à nous rencontrer régulièrement, chacune de nos réunions débouchant en fait sur des discussions plus larges et de nouvelles séances de travail en commun. Bobbie, ma femme, a baptisé le groupe ECAP, ce qui signifie *Exceptional Cancer Patients*, « malades cancéreux exceptionnels ». A présent, l'ECAP a fait son chemin et est devenu un modèle et une référence pour divers groupes de soutien similaires partout dans le monde. On s'est aperçu que toutes les maladies relèvent de l'action psychosociale. Le changement récent d'attitude de la communauté médicale me paraît d'ailleurs passionnant. Même dans les hôpitaux, l'approche des malades commence à s'humaniser et remplace la perception mécaniste de la maladie qui existait autrefois.

Bobbie et moi-même, après la fondation de l'ECAP, avons commencé à voyager à travers le pays, donnant des conférences et animant des séminaires sur l'art de guérir. J'espérais alors que mes livres – *L'Amour, la Médecine et les Miracles* et *Messages de vie* – répondraient à bien des questions que l'on se pose. Mais je n'aurais jamais imaginé à quel point un livre peut attirer l'attention du public sur son auteur lui-même. Ma vie s'est en trouvée bouleversée. Les gens ont réclamé ma présence, ma prose ne leur suffisait plus. Lors de conférences ou de séminaires, ils venaient me parler et m'interroger. D'autres m'écrivaient ou m'appelaient au téléphone. Il est parfois arrivé que certains s'adressent à moi à des moments inopportuns et que je ne puisse pas répondre comme je l'aurais souhaité à toutes leurs questions.

Ce livre a été écrit précisément pour apporter des éléments complémentaires. Vous m'avez appris ce que je sais, vous m'avez aidé à trouver des réponses. Certains points abordés ici concernent des problèmes universels ; d'autres sont d'ordre plus particulier. Il y a d'autres questions, encore, auxquelles il est possible que je trouve jamais de réponse car vous êtes les seuls à pouvoir le faire. Je souhaite en tout cas que cet ouvrage soit une source d'informations, mais aussi un soutien, une voix rassurante, un réconfort plus large que celui que j'apporte à ceux qui m'entourent.

Au début, nos groupes de travail étaient destinés aux cancéreux, puis nous les avons ouverts à tout le monde, parce que chacun a ses propres sujets d'affliction. Cet ouvrage s'adresse donc aussi bien aux médecins, au personnel soignant, aux étudiants, qu'aux familles de malades ou à ceux qui sont atteints du sida, de sclérose en plaques ou d'autres maladies. Mon propos concerne tous ceux qui sont conscients d'être mortels et qui veulent donner un prix à chacune de leurs journées.

Qu'ils viennent de gagner des millions de francs au Loto ou d'apprendre qu'il leur reste un an à vivre, la plupart des gens ne savent que faire de leur existence. A mon avis, si, à la question « Que ferez-vous dans les douze prochains mois ? », vous répondez de la même façon, que vous ayez gagné au Loto ou que l'on vienne de vous annoncer votre mort prochaine, cela signifie que vous êtes réellement ancré dans la vie. Vous vivez pleinement l'instant qui vous est donné.

Essayez donc, vous aussi, de répondre à certaines questions que nous posons dans nos groupes de travail. Par exemple : supposons que, en même temps que votre déclaration de revenus, chaque année, vous ayez à remplir un formulaire pour obtenir le droit de vivre ; comment le rempliriez-vous ? Dans ce questionnaire, on vous demanderait notamment si vous vous voyez mourir avec un visage souriant, entouré des êtres qui vous sont chers. Mon père est mort comme cela. A la fin de ce livre, je vous ferai part de cette expérience.

Il m'arrive parfois de penser que la vie serait plus facile pour chacun d'entre nous si nos venions au monde munis d'un livre intitulé *Guide de la vie, de l'amour et de la santé*. (On le porterait sur soi dans une petite poche à fermeture Éclair pendant la gestation et l'accouchement, et l'on naîtrait avec.)

Les parents liraient cet ouvrage ; plus tard, ils le donneraient à l'enfant, lorsque celui-ci serait en âge de le lire à son tour. Les différents chapitres aborderaient tous les problèmes susceptibles de survenir au cours d'une existence. En toute occasion, on pourrait au moins s'appuyer sur quelque chose.

Naturellement, il serait préférable de pouvoir se

passer d'une tel guide et de disposer d'une force intérieure permettant de faire face à toutes les difficultés. Il suffirait alors d'écouter son cœur, de mobiliser ses propres énergies et celles de ses proches, pour triompher des obstacles d'une manière saine. Voilà ce que je souhaiterais que mon livre vous apporte : qu'il vous aide à écouter la voix qui est en vous la plus importante. Ainsi pourriez-vous reconnaître là où se trouve la véritable santé.

Comment apprenons-nous à gérer notre vie ? Comment trouvons-nous notre chemin ? Un thème revient sans cesse, je l'ai remarqué, dans les histoires qui me sont confiées, celui du cheval qui retrouve tout seul le chemin de l'écurie pour peu qu'on lui laisse la bride sur le cou. C'est pourquoi, dans la légende du Graal, le chevalier Parsifal emmène son cheval dans la partie la plus sombre de la forêt et lâche les rênes.

Chacun de nous sait confusément où il va et quel est son chemin. C'est du domaine de l'intuition. Toutefois, il nous arrive trop souvent de nous laisser porter par les événements, de mener non pas *notre* vie, mais celle que l'on a choisie pour nous. Pourtant, rien ne nous empêche de suivre le chemin qui est vraiment le nôtre. Nous pouvons rester à cheval tout en lâchant les rênes.

La direction la plus importante que nous ayons à suivre n'est ni l'est, ni l'ouest, ni le nord, ni le sud, mais celle qui mène à notre cœur, tracée au creux de nous-mêmes. J'aimerais que vous preniez cette voie-là. Quand des gens ont choisi de suivre ce chemin, je les reconnais au fait qu'ils disent : « J'ai une maladie, mais elle ne m'aura pas. »

J'ai toujours eu la conviction que la nature et la vie nous adressent des signes lorsque nous sommes sur le bon chemin. Si nous nous engageons sur la route qui mène à l'amour, nous sommes en harmonie avec le monde, en accord avec notre intelligence, comme avec la nature. Alors, sachons découvrir ce don de l'existence.

J'entends souvent des personnes dire que le cancer peut jouer le rôle d'un signal d'alarme, et marquer un nouveau départ dans une vie. Ainsi, les parents d'un enfant cancéreux déclaraient : « Cela a été un don et une expérience positive dans notre vie. » Par là, ils ne voulaient pas dire à d'autres parents que la maladie est une chose souhaitable ; ils s'efforçaient simplement de montrer ce qu'il peut en sortir de positif.

Une femme nommée Esther Redelsheimer qui avait eu à lutter contre un cancer du sein s'est sentie troublée par cette manière de voir. Voici ce qu'elle m'a écrit à ce sujet :

« J'ai refermé violemment votre livre. Assez, sur les avantages de la maladie, assez ! Ma maladie à moi était une tumeur maligne du sein, je n'étais pas vraiment disposée à lui trouver des avantages. J'étais malade, non pas folle. Ce n'était pas comme une grossesse. Au moins, dans ce cas, les côtés positifs – nausées matinales, prise de poids, douleurs de l'accouchement – sont évidents. Tous ces inconvénients, non seulement on les supporte, mais on les chérit comme un bien précieux. Avoir un bébé, c'est excitant ; avoir une tumeur pas du tout, c'est l'effroi. La chirurgie, une double mastectomie, sans certitude de guérison, oui, c'est terrifiant, rien d'autre. Et après l'opération, je me suis sentie bien plus faible que je ne l'avais été après mon accouchement. »

Ma réponse fut un poème, « Naissance », emprunté à Leslie Baer, une femme qui avait subi elle aussi l'épreuve du cancer :

> Parfois neuf mois semblent trop longs
> Je regarde mon corps changer.
> Fatiguée, j'observe, assise, la vie autour de moi,
> Je me réfugie dans mes pensées.
> Les livres et la musique m'élèvent au-dessus de mon corps
> Une autre vie naît en moi.
> Finalement les neuf mois passent.
> Je donne naissance à mon enfant.
> Toutes les souffrances, toutes les épreuves sont désormais justifiées.
> Les rayons, la chimiothérapie,
> Parfois douze mois semblent trop longs.
> Je regarde mon corps changer.
> Fatiguée, j'observe, assise, la vie autour de moi.
> Je me réfugie dans mes pensées.
> Une autre vie naît en moi.

Finalement les douze mois passent.
Je me donne naissance à moi-même.
Toutes les souffrances, toutes les épreuves sont désormais justifiées.

La vie est un travail douloureux, qui nous permet d'accoucher de nous-mêmes. Mais je connais des gens qui, en un certain sens, sont morts afin de rester en vie. Je veux parler de ceux qui se sont éloignés de leurs désirs profonds, à cause de la pression exercée par leurs parents ou quelque autre autorité. Vous êtes devenu médecin, plombier, femme au foyer, alors même que ce travail ou ce rôle social n'a aucun sens pour vous. Et puis un jour, on vous dit que vous n'en avez plus que pour un an à vivre...

La conscience d'être mortel offre à certains le droit de vivre enfin leur vie. Ainsi voit-on le professeur quitter ses cours pour aller s'installer au bord de la mer ; le médecin apprendre à jouer de la flûte ; la femme au foyer retourner à ses études ; le plombier devenir sculpteur. Ils abandonnent à la mort leur fausse personnalité et font naître la vraie. Parce qu'il est possible de se suicider sans porter atteinte à son intégrité physique.

Pour faire comme eux, vous n'avez de permission à recevoir de personne. N'attendez pas que quelqu'un vous annonce que vous êtes atteints d'un cancer ou du sida. Vivez ! Offrez-vous une nouvelle naissance.

Alors vous pourrez entamer le processus de guérison psychologique et spirituelle qui peut s'accompagner, si besoin est, d'un traitement du corps. Le changement physique est l'expression de votre nouvelle naissance, libérée des maladies du passé. Ne vous en voulez pas. Ne vous faites pas de reproches quant à la manière dont vous avez survécu et reconnu vos besoins véritables. Il n'y a pas de symptôme honteux ; le symptôme vous remet sur la voie. Finissez-en avec le passé.

Il est intéressant qu'Esther Redelsheimer, qui commençait sa lettre en s'interrogeant avec colère sur les avantages de la maladie, ait fini par avouer que sa vie avait pris une nouvelle direction :

« Peu importe ce que je fais désormais, travail bénévole, jardinage ou, plus exceptionnellement, que j'aille écouter une symphonie, chaque jour est chargé de sens et m'offre de nouvelles opportunités. Le regard que je porte aujourd'hui sur les choses semble être contagieux, et mon mari l'a adopté. J'aurais bien sûr préféré ne jamais avoir de cancer, mais cette nouvelle façon de voir et d'apprécier la vie est, pour moi comme pour mon mari, l'aspect positif de la maladie.

« Tant que j'y suis, je précise que je ne passe plus mon temps à repasser les chemises. Pendant que j'étais à l'hôpital, je trouvais plus commode et plus efficace de les confier au pressing. Et, depuis ma chirurgie plastique, je me promène avec des vêtements froissés quand ça me chante.

« Maintenant je vais bien. Mais, en cas de rechute, la question des avantages de la maladie est de celles que je préfère ne pas évoquer. »

Je sais bien que l'environnement et l'hérédité ont une influence sur notre capacité à vivre pleinement et à rester en bonne santé ; certains naissent avec un handicap, d'autres sont victimes d'un environnement toxique. Mais nous parlons ici des choix qui permettent de s'engager sur la voie de la guérison. Même les tétraplégiques prisonniers de leur corps peuvent progresser sur le chemin de la guérison, tout comme les épileptiques, les gens victimes de troubles cérébraux, les cancéreux, les personnes atteintes du sida ou d'autres maladies. Dans leurs efforts pour surmonter le handicap ou la maladie, ces êtres sont un exemple salutaire pour leur entourage.

Je pense, par exemple, à un artiste tétraplégique qui tient son pinceau dans la bouche afin de continuer à créer. Une malade que je connais est atteinte de troubles cérébraux graves qui la rendent incapable de contrôler les mouvements de son corps. Pour m'écrire, elle n'a d'autre solution que de se faire attacher à sa chaise avec une sangle maintenant sa tête pour éviter qu'elle ne se cogne contre son ordinateur. Elle tape alors sur son clavier avec son nez. Elle a ainsi pu m'envoyer une carte de Noël avec ces quelques mots : « Joyeux Noël, et que Jésus vienne en aide aux plus malheureux que nous. »

Ces mots sont inspirés non par la conviction que les malheurs d'autrui allègent nos propres souffrances, mais par l'idée que nous avons beaucoup à apprendre de la détresse de nos semblables. Peu importe qui est le plus malheureux. C'est en confrontant nos expériences que nous pouvons nous inspirer les uns des autres.

On m'a dit que, dans l'un des épisodes de la série *Les Incorruptibles*, Eliot Ness arrête un gangster paraplégique assis dans un fauteuil roulant. Ness lui demande pourquoi il est devenu un criminel ; l'homme répond : « Je suis handicapé, comment voulez-vous que je gagne ma vie ? Que puis-je faire ? » Ness sort alors de sa poche un journal annonçant l'élection à la présidence de Franklin Delano Roosevelt. Une photo montrant Roosevelt dans son fauteuil roulant illustre l'article. Il la tend au gangster et lui dit : « Eh bien, vous auriez pu vous présenter à l'élection présidentielle. »

Certains sont si effrayés par le risque, par l'idée de leur petitesse, qu'ils préfèrent se tuer plutôt que vivre leur vie.

Nous devons consentir à prendre des risques.

Une conférence à laquelle j'ai assisté récemment avait pour thème « L'être humain sans limites ». A mon avis, nous sommes seulement au début d'une telle réflexion, l'essentiel étant de connaître non pas les limites de l'être humain mais, au contraire, l'étendue de ses possibilités. Un homme m'a dit un jour qu'il songeait à écrire un livre, qui s'intitulerait *Secondes vies*, dans lequel il relaterait ce que sont devenus des gens atteints d'un cancer, d'une maladie de cœur, ou simplement victimes de la violence. Pour ma part, je ne demande à personne de mener une seconde vie ; je préfère que l'on profite de la sienne, dès maintenant.

Prodiguer l'amour, chacun à sa manière, est un cadeau que nous offre la vie. Je souhaiterais que vous trouviez la force, celle que je devine en vous, pour aller dans ce sens, et que vous utilisiez cette énergie pour vivre pleinement. Vous comprendrez alors que vous êtes une sphère dont le centre est partout et la circonférence nulle part. De la même façon qu'une seule pensée peut affecter votre corps entier, quand vous changez, vous influencez chaque personne qui vous entoure. Aussi, renaissez et commencez enfin à vivre. Laissez le fleuve de la vie couler librement, laissez les galets de l'amour plonger dans cette eau pour y décrire les ronds et les figures qui sauront nous émouvoir.

Et maintenant, que faire ?

Voici la vraie joie de l'existence : mobiliser son être vers ce but reconnu par nous comme le plus noble ; et le porter, comme un étendard, au moment d'affronter la mêlée.

George Bernard Shaw,
L'Homme et le Surhomme

Je ne veux pas être épargné, je veux être dépensé.

Fritz Perls
(fondateur de la Gestalt Therapie)

Parfaitement imparfaits

Je reçois de nombreuses lettres qui s'achèvent par ces mots : « Et maintenant, que dois-je faire ? » Cette question vient parfois de malades, parfois de personnes qui ont recouvré la santé et ne savent que faire de leur vie.

Une dame m'a écrit par exemple :

« On m'a souvent dit que je n'avais plus longtemps à vivre et, comme j'étais très malade, je pensais que cela pouvait être vrai. Alors j'ai fait un testament, j'ai distribué mes biens à ma famille et à mes amis, j'ai acheté un chien, pris des vitamines, fait de l'exercice, amélioré mon alimentation, ri plus souvent, et j'ai monté un petit zoo dans mon jardin, ce dont j'avais toujours rêvé. Si je dois mourir, autant que ce soit en faisant ce que j'ai toujours eu envie de faire.

« J'ai survécu. Et désormais je serais plutôt du

genre à me tuer par hyperactivité. Et maintenant, que dois-je faire ? »

De tels êtres sont faciles à aider. Je peux leur prescrire une bonne sieste. Ils vivent pleinement leur existence : ils ne se consument pas, ils brûlent. Ils se dépensent sans compter.

Quand vous brûlez, cela signifie que vous vivez pleinement votre vie, et la sieste ou les vacances suffiront à vous rendre l'énergie et la force nécessaires pour repartir. En revanche, le repos est inutile si vous vous consumez. Car se consumer c'est mal user de soi-même, c'est mourir sans avoir jamais pleinement vécu.

Bien des gens traversent des épreuves terribles. Les difficultés de la vie les submergent complètement, ils les considèrent comme une pure injustice. Ils ont perdu tout contrôle sur les choses. Alors, quand on publie un livre du genre *Suicide, mode d'emploi*, ils en font un best-seller. Mais s'ils reconquièrent leur pouvoir sur eux-mêmes, ils reprennent le contrôle de leur vie et de leur mort. La peur les quitte.

Comment retrouver, ainsi, le contrôle de soi-même ? Voilà une question que j'espère pouvoir explorer avec vous.

Mais une part de la réponse tient en ceci : nous n'avons nul besoin d'être parfaits.

Dans un livre de Martin Buber, *Les Récits hassidiques,* il est dit que chacun d'entre nous devrait porter dans sa poche une carte avec ces mots : « Le monde a été créé pour mon salut. » Et, dans une autre poche, une autre carte : « Je ne suis que poussière et cendre. » Les deux aphorismes sont vrais. Ils signifient que nous sommes parfaitement imparfaits. Le matin, vous n'avez qu'à choisir la carte qui convient à cette journée.

C'est le processus de la vie qui est important. C'est à lui que nous sommes confrontés, non à ses produits ni à ses résultats. Élever ses enfants, cultiver son jardin, conduire sa voiture, prendre l'ascenseur, aimer le monde à sa façon, voilà les choses essentielles. Non la montre en or que l'on vous offre lorsque vous partez à la retraite, ni le diplôme que vous recevez, mais l'expérience de la vie ; c'est cela qui importe et non la recherche du sens à lui donner. Le sens, c'est en aimant le monde que nous le trouvons.

Nous ne serons jamais des « produits finis ». Le jour où nous prenons conscience que rien ne nous oblige à être parfaits, il nous est enfin permis de révéler notre vulnérabilité et de demander de l'aide. Nous pouvons alors reconsidérer la notion d' « indépendance ».

Le véritable sens du mot « indépendance »

Ceux qui sont élevés dans l'idée que chacun doit résoudre seul ses problèmes, doivent faire preuve d'un courage sans faille, être forts. Mais si l'on croit que cela suffit vraiment à nous rendre indépendants, on se trompe. La seule chose que l'on y gagne, c'est de s'épuiser, de se rendre vulnérable à la maladie et d'en vouloir à tout le monde. On finit par se couper de ses meilleurs amis et l'on se retrouve avec bien peu de soutien.

Le souci d'indépendance n'implique pas que l'on n'ait jamais besoin de personne. Pour donner un sens à notre vie, nous avons tous besoin des autres. L'indépendance consiste à savoir ce que l'on est capable d'endurer et à quel moment il est souhaitable de réclamer de l'aide. Cela signifie que l'on n'est plus isolé, même si l'on est seul. Être indépendant, c'est se développer pleinement en tant qu'être humain, au sens le plus sain du terme.

Mais une petite voix nous dit souvent : « Si je réclame de l'aide, si je demande mon chemin, même lorsque je suis perdu, je vais passer pour faible et vulnérable. » Dans nos réunions de l'ECAP, ma femme, Bobbie, propose une devinette qui provoque invariablement les rires de l'assistance : « Pourquoi les tribus d'Israël ont-elles erré dans le désert pendant quarante ans ? » La réponse est : « Parce que, même à l'époque, les hommes ne pouvaient se résoudre à demander leur chemin sans déchoir. » Mais aujourd'hui peut-être pouvons-nous commencer à comprendre la nécessité de demander de l'aide...

Le Dr Walter Menninger, un ami et ancien condisciple de l'école de médecine, a publié un article sous le titre « Un impératif mental pour la santé : tirer les leçons de l'adversité ». Il y affirme que nous devons « rester conscients du fait que chacun a ses limites, et apprendre à reconnaître les signaux qui nous indiquent que celles-ci sont proches, voire que nous les avons déjà dépassées. Alors, il est possible de demander de l'aide à autrui, sans arrière-pensée ».

Si l'on ne vous a pas appris cela dans votre famille, il peut être difficile d'établir de nouvelles règles de comportement et de vous y tenir.

Révélez votre vulnérabilité

Le révérend William Chidester, un pasteur ami de ma famille, a passé toute sa vie à donner. Il n'est pas unique en son genre, et j'ai rencontré bien des gens comme lui dans toutes les professions. Mais, quand cet homme est tombé malade, il a compris combien il aspirait à recevoir de l'amour. Sa femme et lui avaient gardé nos enfants au début des années 70, dans le Connecticut. Ils ont ensuite déménagé dans l'Ohio. C'est là qu'il a contracté une maladie du foie, pour laquelle il n'existe pas de traitement, donc peu de chances de guérison, hormis une greffe lorsque l'organe est trop atteint. Pendant des années, il n'a présenté pratiquement aucun symptôme, et il a tenté de juguler la maladie en s'aidant de méthodes d'autosuggestion pêchées dans des ouvrages spécialisés, notamment de méditation et de visualisation mentale. Il m'a écrit alors pour me dire que sa femme et lui avaient pris, depuis le début, une décision.

« Nous avons décidé d'être aussi actifs et positifs que possible devant la maladie. Nous avions le sentiment que la greffe de foie serait la meillleure solution, et qu'elle allait marcher. A l'hôpital, j'étais déterminé à faire tout ce qui était en mon pouvoir pour guérir et je savais que, s'il y avait rejet de la greffe, je n'y pouvais rien. Cette prise de conscience m'a permis de me débarrasser de tout sentiment de culpabilité. Je contrôlais l'aspect spirituel, psychologique et physique de ma guérison, mais j'étais impuissant face à un éventuel rejet de mon organisme.

« Pendant mon séjour à l'hôpital, je ne peux pas faire le compte des marques d'amitié que m'a prodiguées mon entourage. C'est ce qui m'a le plus impressionné, et je ne l'oublierai jamais. Comme pasteur, je passe la plupart de mon temps à m'occuper des autres, et le dévouement est pour moi un sentiment familier ; il fallait voir comme je me dépensais pour gagner l'amitié, l'amour et l'admiration des gens, pour devenir le meilleur pasteur possible. Alors, quand je me suis retrouvé face à la maladie, affaibli, incapable de faire certaines choses, j'ai trouvé dans l'amour et le soutien des autres un immense réconfort, bien au-delà de ce que j'aurais cru possible. »

Médecins, infirmières, tous ceux concernés de près ou de loin par les questions de santé peuvent en tirer une leçon : patients, proches et amis sont le meilleur des remèdes.

Lorsque vous révélez votre vulnérabilité, vous vous venez en aide, autant que vous aidez les autres. Vous découvrez que tout le monde, autour de vous, a besoin d'être secouru. Les gens commencent à vous confier des choses qu'ils ne vous auraient jamais dites auparavant.

Comment avouer que l'on est vulnérable ? Les cœurs brisés ne se montrent pas. Quand on marche dans la rue ou participe à une réunion de travail, on ne les remarque pas car rien ne les distingue des autres. Mais si quelqu'un a une jambe ou un bras cassé, ou boite légèrement, on s'en aperçoit aussitôt. Alors, demain, en sortant, mettez votre bras en bandoulière, portez une canne, et voyez comment les gens se comportent avec vous et vous viennent en aide. J'ai remarqué cela à l'hôpital, lorsque j'ai commencé à me raser le crâne. Si vous avez lu mes livres précédents, vous savez ce qui m'a décidé à le faire ; il s'agissait pour moi d'un symbole de renaissance. Soudain, je ne dissimulais plus mes sentiments, je devenais semblable à un moine, ou à un nourrisson. J'étais différent. Les gens ont commencé à se confier à moi comme ils ne l'avaient jamais fait auparavant, alors que je les connaissais depuis des années. J'étais comme blessé, on pouvait donc me parler sans crainte.

Lorsque vous confiez vos peines et vos souffrances, les autres se confient à leur tour et vous écoutent. En fait, vous êtes désormais capable d'accepter l'aide d'autrui, et vous savez pouvoir en disposer lorsque vous en aurez besoin. C'est ainsi que l'on peut rester indépendant.

Pour certaines personnes, les relations avec autrui ont quelque chose d'effrayant. J'ai demandé un jour à une dame de définir son cancer, elle m'a répondu :

« C'est un échec.

– Que voulez-vous dire ?

– Eh bien, mon corps m'a lâché.

– Non, ai-je insisté, ce que je voudrais savoir c'est dans quelle mesure le mot " échec " s'applique à votre vie.

– Mes parents se sont suicidés quand je n'étais qu'une petite fille. Enfant, je devais déjà représenter l'échec. »

Il est difficile de nouer des relations après une enfance pareille car on craint que les autres nous fassent du mal. Cette dame n'est pas du genre à demander de l'aide. Elle ne se laissera pas non plus embrasser. Mais son cancer l'a amenée à changer ; certaines barrières sont tombées. Elle s'est rendu compte que d'autres aussi avaient des problèmes. Elle a pensé qu'elle pouvait les aider, et s'est réellement trouvée en mesure de le faire en raison même de ses propres difficultés. Dès lors, elle a pu accepter l'assistance d'autrui.

Mais de grâce, n'attendez pas d'avoir un cancer pour comprendre cela.

Trouvez votre véritable voie : insérez-vous dans le plan de l'univers

Un homme m'a expliqué, un jour, qu'il avait besoin de mettre ses affaires en ordre et de finir tout ce qu'il avait entrepris, afin de trouver la paix de l'esprit et le repos. Je sais ce qu'il en est. Voilà des années, j'étais un médecin sans cesse sur la brèche, j'établissais sans arrêt des listes de choses à faire. Je me promenais avec ces listes de tâches qu'il fallait que j'accomplisse, parfois quinze minutes avant de me ruer à l'hôpital, ou encore pendant mes jours de congé. Lorsque mon travail a changé de nature et m'a permis d'être de plus en plus attentif à ce que je ressentais, j'ai abandonné les listes sans difficulté. Ne laissez pas les listes gâcher votre vie. Rien, autour de vous, ne sera jamais parfait. La vie consiste à savoir se débrouiller au milieu du désordre. D'ailleurs, quelle définition donner de l'ordre ?

Sur notre voiture familiale, nous avons posé un autocollant : « Tout, dans l'univers, est sujet au changement et pourtant tout est à l'heure. » Si l'on vit au rythme de l'univers, tout va bien. On est en phase avec la nature. La nature, c'est à la fois le chaos et l'ordre. Et notre corps est fait pour survivre au chaos, à nos « changements météorologiques internes ». Rien n'est parfaitement réglé ni ordonné à chaque instant.

Si l'on se penche sur les nouvelles théories physiques du chaos, on trouvera sans aucun doute des similitudes avec ce qui se passe dans le corps humain. Dans son livre *Chaos, naissance d'une nouvelle science*, James Gleick évoque l'ordre que tout organisme vivant tire du chaos. Nous sommes conçus pour gérer le chaos, l'imprévisible. Le changement est un facteur d'épanouissement. Si tout était programmé d'avance – le temps qu'il fait, nos battements de cœur, notre pression artérielle –, ce serait très pénible à vivre. Une telle précision serait même dangereuse, car nous serions incapables d'affronter les modifications de notre environnement. Les organismes biologiques ont la capacité de s'adapter, voire de participer au changement, nous permettant ainsi d'atteindre la paix de l'esprit alors même que tout, autour de nous, est imparfait.

Certains exercices pratiques peuvent nous aider à accepter le changement : tenir le journal de ses réactions face à des événements inattendus ou difficiles à contrôler, s'inscrire dans des groupes et partager ainsi son expérience avec des gens qui ressentent la même chose. La méditation, les exercices respiratoires peuvent aussi être un recours tout à fait bénéfique, en cas de difficulté. Ces différentes techniques vous remettront à l'heure de l'univers et vous aideront à ne plus uniquement aborder la vie en termes de « bon » ou de « mauvais ». Si l'on peut déplorer d'avoir raté son avion, ce retard peut aussi nous sauver la vie si cet avion s'écrase. On pourrait citer bien d'autres exemples.

Ma femme Bobbie et moi voyageons beaucoup

et si, lorsque nous rentrons chez nous, la chaudière ou l'air conditionné ne fonctionnent plus, nous tâchons de faire venir le réparateur tout de suite, avant de repartir, pour que tout soit en ordre à notre prochain retour. Cela peut se révéler compliqué, faute d'un délai suffisant, et il m'arrive de m'énerver. Pourtant, par comparaison avec les soucis futurs, ces désagréments sembleront dérisoires.

Je suis certain que, lorsqu'ils arrivent au paradis et considèrent rétrospectivement leur vie, nombreux sont ceux qui s'interrogent : « Comment se fait-il que j'aie pu être si sérieux ? »

Cheryl Parsons Darnell, une femme merveilleuse originaire du Texas, a écrit quelques très beaux poèmes ; son mari m'en a envoyé certains après sa mort. L'un d'eux « Leçons du Texas », évoquait non sans profondeur l'apprentissage de la vie et ses difficultés.

Dans ce poème, elle nous raconte son enfance au Texas avec son lot de pluies, d'inondations, de sécheresses, d'ouragans et de tornades, et nous montre comment affronter cela. Le poème s'achève ainsi :

> ... J'ai grandi au Texas, où l'on apprend
> A économiser bougies et piles électriques
> Où l'on apprend les nuages,
> L'amour, la vie et comment mener son attelage.

Alors, rassemblez à votre tour vos bougies et vos piles électriques, toutes vos ressources, tout ce dont vous aurez besoin. Apprenez comment mener votre attelage. Pour cela, inutile de rester agrippé aux rênes.

Souvenez-vous de tout ce à quoi vous avez survécu. Pensez à ce dont vous êtes encore capables. En ne perdant pas de vue vos sentiments et vos désirs, en participant à la vie à votre façon, en choisissant le bonheur, en portant l'espoir et la paix en vous, vous donnerez un sens à votre vie. La paix de votre esprit s'étendra à toute votre vie. Vous pouvez choisir d'en garder le contrôle. Vous pouvez choisir le bonheur. Vous êtes en mesure de dire oui ou non quand il le faut.

Apprenez à dire non au monde et oui à vous-même

Ma première réaction, lorsque quelqu'un me demande comment il pourrait apprendre à dire non, est de lui conseiller de s'interroger : « Comment puis-je me dire oui à moi-même et me valoriser ? »

Regardez-vous dans la glace et dites-vous oui. Alors, vous verrez que refuser les choses que vous ne souhaitez pas deviendra plus facile. Je ne suis pas en train de prêcher l'égoïsme, je suggère de faire ce que l'on a envie de faire, et de contribuer à l'amour du monde.

Souvent, les gens sont surpris quand je me mets en colère. Mais dire non et exprimer sa colère est une chose saine, selon moi. La colère constitue notre forme de défense en tant qu'individu unique.

Dans la Bible on la qualifie de « sainte », de « juste ». Alors, si l'idée d'être en colère vous déplaît, dites-vous qu'il s'agit d'une « sainte colère » !

En un sens, dire non signifie que l'on se défend. Désirez-vous que l'on vous marche dessus, que l'on abuse de vous ? Eh bien, si vous ne valez rien, si vous n'avez aucune estime pour vous-même, si vous ne vous aimez pas, vous aurez du mal à dire non. Mais si vous êtes persuadé que vous et votre temps méritez d'être ménagés, vous manifesterez de la colère envers les gens qui vous traitent sans égard. Certes, vous les surprendrez : « Oh, nous croyions que vous étiez d'un caractère doux ! »

Quand je dis non, cela ne signifie pas que je n'aime pas. Après un coup de colère, je suis encore capable d'embrasser. Simplement, à ce moment-là, je m'occupe de quelque chose qui compte davantage pour moi : ma vie et mon temps. Je veux pouvoir en disposer comme je l'entends. Les gens finiront par comprendre que le refus a une signification, pour moi, sans aucun rapport avec le jugement que je peux porter sur eux : elle concerne simplement l'idée que j'ai de moi, l'estime que je me porte.

Si l'on tente de vous manipuler, prenez de l'assurance. Vous pouvez juger qu'il est plus confortable de tomber malade, car, dans ce cas, les autres se sentiront obligés de vous plaindre, ce qui vous permettra de leur opposer un refus sans vous sentir coupable. D'ailleurs, il est encore plus facile d'être mort. Là, au moins, vous êtes sûr que plus personne ne vous ennuiera... Mais n'existe-t-il pas des voies plus positives pour parvenir à ses fins ?

Le fait de dire non contient un message : « Je vis ma vie. » N'attendez pas qu'il vous reste dix minutes à vivre pour l'exprimer la première fois.

Si l'on a été habitué à placer les besoins des autres avant les siens, il sera difficile d'apprendre à dire non. Les enfants de deux ans, eux, le disent tout le temps. Mais si, dans sa jeunesse, quelqu'un se persuade qu'il est fâcheux et destructeur d'opposer un refus, s'il est convaincu que c'est impoli et déplaisant, adulte il aura du mal à faire autrement. Les gens peuvent ne pas apprécier, mais il faut en finir avec ces vieux réflexes hérités de son éducation.

Habituez-vous à dire non parfois et vous verrez que le monde, autour de vous, ne s'effondre pas pour autant. Il se peut même qu'il s'améliore. Vous n'aurez plus à chercher refuge dans la maladie. Vous pouvez aussi modifier votre manière de répondre aux sollicitations extérieures. Quand la sonnerie du téléphone ou de la porte retentit, considérez-la, par exemple, comme une marque de l'attention que l'on vous porte. Le moine bouddhiste Thich Nhat Hanh, dans son livre merveilleux *La sérénité se bâtit chaque jour,* nous explique que lorsque nous entendons le carillon de la porte d'entrée, la cloche d'une église, la sonnerie du téléphone, ou quoi que ce soit du même genre, il faut nous astreindre à respirer calmement et penser : « Ce son me rappelle à moi-même. » Dans ces conditions, la sonnerie du téléphone est en mesure de vous apporter paix et amour. Au moment de répondre, vous serez dans un tout autre état d'esprit. L'appel deviendra une offrande. Une femme, qui se trouvait un jour au bord du suicide, se leva pour répondre au téléphone. Cet appel lui sauva la vie parce qu'elle comprit soudain qu'il était inutile de se tuer.

Ma mère m'a raconté qu'il y a des années, alors que j'étais enfant, mon père et elle ont conduit ma grand-mère chez le médecin. Ce dernier a soudain regardé ma mère en lui disant : « Venez par ici, vous m'avez l'air plus atteinte que votre mère. » Il l'a examinée et lui a découvert une affection articulaire. Il a alors appelé une ambulance pour qu'elle soit hospitalisée immédiatement. Ma mère me précisa que, tandis qu'on la conduisait vers l'entrée de l'hôpital en fauteuil roulant, elle avait regardé autour d'elle et déclaré : « Quel soulagement ! » En fait, elle se tuait à la tâche pour les autres. Et c'était son tour de demander de l'aide.

Je croise un tas de gens qui me disent : « Comment voulez-vous que je prenne des vacances ? Que dirait-on autour de moi ? » Si ma mère était allée passer une semaine en Floride, si elle avait simplement insisté pour que l'un de ses frères et sœurs vienne s'occuper de leur mère à sa place, que serait-il arrivé ? Est-ce que l'on aurait dit d'elle « Quelle fille indigne qui n'aide pas sa mère ? »

Affrontez vos craintes

Vivre et rester en bonne santé suppose que l'on sache affronter ses craintes. En apprenant à se battre pour sa vie, on trouve la paix de l'esprit, car on sait désormais comment faire face à l'adversité. Mais, au cours de cet apprentissage, il n'est pas rare d'entendre la question suivante : « Comment puis-je dompter ma crainte de voir recommencer cet équilibre instable, ce parcours de funambule ? » On m'a récemment posé la question en ces termes, lors d'une réunion. Elle me rappelle un poème écrit par une femme :

« Quand mes cheveux repousseront, je ferai tout ce que j'ai négligé jusqu'à présent. »

Je lui ai conseillé de ne pas attendre la repousse de ses cheveux, de commencer tout de suite. Parce que personne ne sait ce que réserve l'avenir. Ne remettez pas la vie à plus tard. Ne dites pas : « Un jour, ce sera mon tour. » Vivez tout de suite. La vie n'existe que dans l'instant.

Quelles sont vos craintes ? Définissez-les franchement. Ne restez pas dans le vague. Ne tenez pas des propos du genre : « J'ai peur de la mort. » J'ignore ce que cela veut dire. Asseyez-vous et dites-vous plutôt : « De quoi ai-je peur ? De la douleur, du traitement, du fait d'être le jouet des circonstances, des effets secondaires des médicaments ? Ai-je peur que l'on ne s'occupe pas de moi ? Ou bien est-ce la peur de vivre et d'avoir à faire des choix ? »

Au cours de nos séances de travail, j'ai recours aux représentations mentales. Il est important de rester attentif aux métaphores qui désignent vos craintes, d'en avoir une vision d'ensemble, d'en étudier la signification. L'une des images que je demande aux gens de visualiser mentalement est celle d'un enfant qui pleure. Imaginez un enfant assis dans son parc en train de pleurer. Essayez de vous représenter cet enfant comme la personnification de votre problème le plus important, de votre crainte majeure. Prenez-le dans vos bras. Caressez-le. Voyez ce que devient votre crainte. Essayez de vous convaincre que cette crainte ne fait pas partie de vous. Tenez-la à bout de bras. Vous et votre peur êtes désormais distincts. Ainsi pouvez-vous plonger au fond de vos zones d'ombre et comprendre la nature de vos angoisses afin d'en tirer les leçons. Avez-vous assez confiance en vous pour cela ? C'est la clé de tout.

Susan Bach, psychanalyste d'obédience junguienne et écrivain, nous dit : « Quand vous pressez le charbon, il devient du diamant. » Lorsqu'on est sous pression, si on laisse aux moments sombres, à la souffrance, aux difficultés, le soin de nous apprendre la vie, alors on est en mesure, à son tour, de combler les autres autour de soi.

Dans *Le Bréviaire de Joseph Campbell : réflexions sur l'art de vivre*, on trouve cette citation de Joseph Campbell :

C'est seulement en descendant dans les profondeurs
que nous retrouvons les vrais trésors de la vie.
Là où vous trébuchez,
là est votre trésor.
La grotte dont l'entrée vous effraie
se révèle être la source même
de ce que vous cherchiez.

Une telle sagesse a été chantée au long des siècles et de mille manières. Écoutons encore Campbell qui adresse un petit conseil à un jeune Américain parvenu à l'âge de l'initiation :

En avançant sur le chemin de la vie,
tu rencontreras un grand fossé.
Saute-le.
Il n'est pas aussi large que tu le crois.

Je me souviens d'avoir entendu la légende d'une jeune femme qui aidait son père charpentier. Elle était allée avec lui couper du bois dans la forêt, et elle aperçut une bouteille sur le sol. Il lui sembla que quelque chose sautait à l'intérieur. Pensant y trouver un lézard ou une grenouille, elle s'approcha et entendit une voix : « Laisse-moi sortir. »

Elle ouvrit la bouteille, libérant un génie qui soudain la menaça :

« Je dois te tuer, lui dit-il, c'est la règle, quiconque me libère doit périr. »

Alors, la jeune fille pleine d'effroi lui répondit bravement :

« C'est ridicule, vu ta taille, tu n'as pas pu sortir de cette bouteille. Laisse-moi tranquille, il faut que je retourne travailler avec mon père.

– Hé, attends voir, je vais te prouver que je dis vrai, lança le génie.

– Eh bien, vas-y. »

Alors le génie rentra dans la bouteille, et elle la reboucha. Elle s'apprêtait à partir quand elle entendit le génie qui l'appelait.

« Attends, attends, si tu me laisses ressortir, je te ferai une faveur. »

Maintenant testez-vous. Vous avez affronté le mauvais génie, vous avez rebouché la bouteille et y avez enfermé vos souffrances et vos peurs. Êtes-vous disposé à aller plus loin pour connaître la guérison complète ? Avez-vous, pour cela, assez confiance en vous et en vos capacités ? La jeune fille, elle, n'en doutait pas puisqu'elle rouvrit la bouteille, certaine qu'elle pourrait faire face à ce qui suivrait. Et le génie lui dit : « Je ne t'ai pas menti, voici un linge, frotte-le sur une plaie, et elle guérira. Frotte-le sur du métal, il se transformera en argent. » Alors elle passa l'étoffe sur sa hache, qui devint de l'argent, puis sur la blessure d'un tronc d'arbre qui se referma aussitôt. Après quoi, elle revint chez elle et utilisa l'argent pour payer ses études de médecine. Aujourd'hui, c'est un médecin de grande renommée.

Lorsqu'on affronte son génie, lorsqu'on fait face

aux menaces, on devient guérisseur à son tour et on montre la voie à ceux qui nous entourent.

N'ayez pas peur. Que feriez-vous en cas de récidive de votre cancer ? Pensez-y. Si la volonté de vivre vous habite encore, vous trouverez une thérapie nouvelle, un nouvel espoir. Sinon, il se peut que vous décidiez d'en finir avec les traitements. Une femme, qui avait décidé de renoncer à sa thérapie, s'interrogeait sur ce choix et hésitait sur la façon de l'annoncer à son médecin : « J'ai fait un rêve la nuit précédente. Dans ce rêve, un chat blanc m'apparaissait. " Quel est ton nom ? lui demandai-je. – Je m'appelle Miracle ", répondit le chat. »

Elle explique ensuite : « Je savais que l'arrêt du traitement était le bon choix. Aujourd'hui, huit ans après, je me sens en mesure de le reprendre. Le problème n'était pas de prendre une décision qui engageât ma vie entière, mais de faire le choix le meilleur pour moi à ce moment précis. »

C'est l'une des qualités de ces patients que j'appelle exceptionnels. Ils n'hésitent pas à prendre certaines décisions concernant leur vie. Le choix de cette femme n'était pas fondé sur ce qui pouvait lui arriver ensuite. Elle ne se posait pas la question de savoir si elle avait raison ou non, ou si la maladie allait revenir.

En cas de récidive, on accuse le coup. C'est normal. On peut aussi être en proie à la colère, légitimement. La colère est énergique. Quand on se fâche, contre la maladie ou contre ce que j'écris en ce moment, cela me fait plaisir. Quand on se sent coupable ou désespéré, quand on se sent honteux et mal dans sa peau, il est difficile de changer, parce qu'on manque de cette force indispensable au changement. C'est la passion qui conduit au changement.

Un jour, un homme à qui l'on venait d'annoncer qu'il était atteint d'un cancer du pancréas déclara à sa femme, en rentrant à la maison : « Annule mon rendez-vous chez le dentiste. » Ce à quoi elle répondit : « Je te préviens, il n'est pas question que tu restes assis au milieu du salon pendant les six prochains mois à attendre la mort. » Il a vécu ensuite, pendant près de deux ans, grâce à sa femme. Tout son entourage était fier de lui parce qu'il s'était accroché à la vie, parce que, contre toute attente, il avait relevé tous les défis.

J'ai reçu par la poste le poème, intitulé *Ce qu'il y a de bon dans le cancer*, d'une femme nommée Patsy Barrineau. Elle est morte, aujourd'hui, mais elle nous a laissé ce grave et beau message :

> Ce qu'il y a de bon dans le cancer,
> c'est qu'il parle bref.
> J'écoute attentivement
> le murmure du mal en moi :
> Sache te féliciter.
> Garde cette main plus longtemps.
> Serre-la contre toi.
> Approuve.
> Dis ce que tu penses.

Touche.
Embrasse.
Souris.
Crie.
Ris.
Pleure.
Profite.
Vis.
Oui.

Vivez pleinement votre vie

Comment vivre sa vie sans passer pour un égoïste ? Certains d'entre nous sont élevés dans l'idée qu'ils doivent servir les autres au détriment d'une partie d'eux-mêmes. Mais vivre sa vie n'est pas égoïste. S'interroger sur notre contribution à l'amour du monde, voilà le vrai problème. Nous sommes mortels. Notre temps sur terre est limité. Nous ne sommes pas obligés de nous interroger sur la manière d'utiliser chacune de nos journées. Selon moi, la question qu'il faut se poser n'est pas « Que prendre aujourd'hui ? », mais plutôt « Que donner aujourd'hui ? » Lorsque vous aurez compris la nécessité d'aimer le monde, alors vous vivrez votre vie sans redouter d'être égoïste.

Niro Asistent, une femme qui venait d'apprendre qu'elle avait le sida et qu'il lui restait dix-huit mois à vivre, a déclaré : « J'ai inscrit le nombre de jours sur la porte de mon réfrigérateur en me disant que chacun, désormais, devait m'être précieux. » (Près de sept années après la date fatidique qui lui avait été annoncée, elle a écrit un livre intitulé *Comment j'ai survécu au sida*. Elle est aujourd'hui séronégative.)

Si l'amour, plutôt que le devoir, sous-tend vos actions vous serez surpris du résultat. Si quelque chose vous est inspiré par l'amour, n'hésitez pas, faites-le. La récompense n'est pas loin. Si l'amour vous conduit à consacrer deux heures par semaine à des gens qui ne vous sont rien, vous vivrez plus longtemps, et en meilleure santé. Mais si vous faites des choses que vous n'aimez pas, si vous vous sentez coupable, vous finirez par abréger votre vie, parce qu'alors le fait d'être malade, ou de mourir, sera un soulagement.

Admettons que nos parents souhaitent nous voir médecin ou professeur, alors que nous désirons plutôt devenir acteur ou écrivain, est-il égoïste de faire ce que nous avons choisi ? C'est de notre vie qu'il s'agit. Devenez ce que vous voulez être ; sinon, prenez garde à ce qui pourrait vous arriver, à la manière dont vous vous jugerez vous-même et dont vous jugerez votre entourage. Je vous exhorte ici à *vivre*, pas seulement à exister.

Tullia Forlani Kidde m'a écrit pour me raconter comment elle a émigré d'Europe pour s'installer au Canada, et finalement aux États-Unis. Elle s'est mariée, a débuté sa vie professionnelle, puis, peu après, on a diagnostiqué chez elle un cancer lui laissant une espérance de vie de six à douze mois. Voici son témoignage :

« Je me souviens de cette période où j'étais comme paralysée, incapable de comprendre ce qui m'arrivait. Je me répétais que ma vie commençait à peine. Peu à peu, j'ai trouvé la réponse : il fallait que je cherche de l'aide en moi-même. Mon corps était malade, je ne contrôlais plus mes émotions, mais j'ai soudain compris que mon âme, l'essence même de mon être, était absolument intacte. Je pouvais au moins apprendre à écouter ma voix intérieure, cette sagesse enfouie en moi que, dans le doute, j'avais souvent ignorée, trahie. J'avais toujours vécu une existence très extravertie, mais à présent j'avais tout un continent à découvrir en moi-même. Je suis devenue mon propre projet, mon but immédiat. Je n'avais besoin de personne, d'aucun livre, d'aucune aide extérieure. J'ai simplement appris à écouter le silence. Puis mon regard a changé, mes angoisses se sont apaisées et j'ai de mieux en mieux accepté mon sort. Je n'avais pas besoin d'apprendre comment mourir dans la dignité ; ce que je voulais savoir, c'était comment vivre chaque jour. Je me suis efforcée d'apprécier les plus petites choses de l'existence. Un rien m'apportait de la satisfaction. J'ai appris l'indulgence envers les autres et envers moi-même, j'ai appris à dire merci du fond du cœur. J'étais vivante, du moins pour l'instant. J'ai commencé à regarder le monde d'une manière nouvelle, à remarquer des choses dont je n'avais jusqu'alors jamais soupçonné l'existence. Mon leitmotiv était : “ Je surmonterai tout ça. " Et je savais, au fond de moi-même, que ma guérison était en route. »

Pour cette femme, c'était un commencement, une nouvelle naissance. Cette lettre a été écrite quatorze ans après qu'on lui eut donné un an à vivre. J'espère que, à son exemple, vous allez commencer à vivre votre vie, écouter votre voix intérieure, découvrir votre vrai moi, le véritable sens de « je suis ». L'objet, ici, est de trouver ce que vous aimez par et pour vous-même.

Remontez à une époque de votre enfance où vous faisiez ce que vous vouliez et où chaque jour passait comme un rêve. C'était un paradis dans lequel les heures semblaient des minutes. Quand on aime son travail, quand on apprécie sa vie, tous les jours sont ainsi. Vous êtes aujourd'hui en mesure de retrouver ce sens de la vie intense car, pour connaître le paradis sur terre, il suffit de retrouver son âme d'enfant.

Les contes et légendes sont riches d'enseignements. Souvenez-vous du conte *Les Habits neufs de l'empereur*, dans lequel un petit garçon ose dire tout haut que l'empereur est nu. Son père aurait pu lui donner une taloche et lui reprocher : « Tu es intenable, je ne t'emmènerai jamais plus assister à une cérémonie. » Au lieu de quoi, il prend sa défense : « La vérité sort de la bouche des enfants. » Et soudain le peuple, à son tour, se met à murmurer que l'empereur est nu.

J'ai déjà observé ce genre de comportement dans mon cabinet. J'adore quand les enfants débarquent et déclarent : « Tu n'as plus un poil sur le caillou. » Les parents protestent : « Chut, tais-toi, je t'en prie ! » C'est pourtant tellement évident, les gens ne peuvent pas ne pas le voir. Pourtant les adultes font mine de n'avoir rien remarqué. Ils sont gênés. Leur capacité de communiquer et d'aimer est bloquée, pas celle de l'enfant.

Joseph Campbell, dans une interview citée dans le livre *La Vie ouverte*, rappelle ces propos de Nietzsche : « L'esprit connaît trois stades. Le premier est celui du chameau. Le chameau plie les genoux et dit : " Mettez une charge sur mon dos. " C'est la période de la jeunesse, de l'apprentissage. Une fois que le chameau est chargé, il se relève et part dans le désert. C'est là qu'il devient lui-même, dans la solitude. Alors, il se transforme en lion. Et la fonction, la vocation du lion est de tuer le dragon. Ce dragon s'appelle Interdit. Sur chaque anneau du dragon est inscrite une loi. Certaines datent de 2000 av. J.-C. D'autres ont été ramassées dans les journaux de la veille. Quand le chameau porte le bon chargement, il fait un lion puissant, qui finit par tuer le dragon. Voyez-vous, il y a là deux notions très différentes, l'une est la soumission, l'obéissance, l'apprentissage, l'autre la fermeté, la force. Lorsque le dragon meurt, le lion devient un enfant. Selon le mot de Nietzsche, " une roue qui ne roule plus autour de son centre ", voilà, en termes mystiques, ce que représente l'enfant.

L'être humain redécouvrant sa spontanéité, son innocence, son mépris des règles : autant de vertus propres à l'enfance. Ce petit homme arrive et se met à proférer les vérités les plus embarrassantes à l'étranger entré dans votre maison. Voilà ce qu'est l'enfant, non pas l'enfant sage, mais l'enfant plein d'innocence spontanée, qui a le courage de vivre selon l'inspiration du moment. »

Laissez votre âme d'enfant vous guider. En vous autorisant à être ce que vous êtes vraiment, vous pouvez guérir votre corps et votre esprit.

Il nous faut en passer par toutes les étapes du développement évoquées par Joseph Campbell. Nous devons apprendre à vivre non en nous projetant dans l'avenir ou en regrettant le passé, mais en étant pleinement dans le présent.

Remettez votre pendule à l'heure et vivez au présent

Pour remettre sa pendule à l'heure, il vaut mieux être un peu bizarre et entendre des voix. Cela m'arrive souvent et ces voix m'aident à ne pas être une victime. J'ai dit cela un jour à une dame, qui m'a ensuite offert une épinglette portant ces mots : « J'espère que le bruit qui résonne dans ma tête ne vous dérange pas. »

Quand je me trouve en rendez-vous professionnel, ou dans une réunion de travail, je réfléchis au message que je veux faire passer. Si j'appréhende ce que les gens vont penser de moi, si je crains de parler trop directement ou de manière trop abrupte, une petite voix me murmure, au moment où je m'apprête à prendre la parole : « Si cela se trouve, tu mourras tout à l'heure en rentrant chez toi. » Je sais que, si cela se produit, je m'en voudrai terriblement de n'avoir pas dit ce que j'avais à dire. Alors je m'exprime, sachant que, si ce jour est pour moi le dernier, j'aurai au moins exprimé ce que j'avais sur le cœur. Ce que pensent les autres n'est pas mon problème. La conscience d'être mortel est un remède fort efficace contre le manque d'audace.

Si, au contraire, on ne recherche que les applaudissements du public et l'approbation de la critique, on ne réussira qu'à se rendre encore plus vulnérable. Je me souviens d'une jeune femme qui travaillait dans mon service pendant ses études de médecine. Un jour, sa famille m'écrivit pour me raconter qu'elle avait été piquée par une guêpe alors qu'elle venait tout juste de commencer à exercer. Un ami l'avait trouvée chez elle en état de choc et l'avait conduite aux urgences à l'hôpital. Trois jours plus tard, elle succombait à un choc anaphylactique. Lorsque je pense à la fragilité de l'existence, c'est son cas qui me vient à l'esprit, et je me dis que nous devrions tous nous efforcer de vivre au présent, parce que c'est ce que nous possédons de plus sûr.

Une fois que l'on a réellement accepté l'idée que l'on pouvait mourir en rentrant chez soi, on commence à se libérer pour agir conformément à la voix qui nous dit : « C'est de moi qu'il s'agit, c'est ainsi que je dois faire pour entrer dans le jeu. »

Ce n 'est pas de l'égoïsme, je le répète. Dès que l'on accepte l'idée de n'être pas éternel, davantage de joie et d'humour entrent dans notre vie. Le sentiment d'être mortel inspire un comportement plus sain et plus gai ; il favorise l'émergence de l'individualité et de la personnalité. Il ne les dissimule pas, au contraire.

J'incite les gens à apprendre à vivre par petites unités de temps, car j'ai pu constater maintes et maintes fois que les personnes heureuses vivent dans le présent, et que, en un certain sens, elles sont plus proches du paradis sur terre. Dès que l'on commence à vivre sans se préoccuper de la pendule, dès que l'on apprécie d'être ici et maintenant, on change, et notre corps avec nous. Une dame m'a confié que, le jour où elle est devenue capable de vivre ainsi, elle était assise sur une chaise près d'une fenêtre ouverte. Un léger souffle entrait dans la pièce. Pour la première fois de sa vie, elle sentit la brise lui caresser la peau. Auparavant, elle ignorait ce genre de sensations, elle vivait pour le lendemain, uniquement dans la perspective de ce qui allait arriver.

Une autre femme, celle-ci au bord du suicide, remarqua soudain combien la neige était blanche et le ciel bleu ; elle s'est vue sauvée par cette beauté inattendue.

Vivre dans l'instant ne signifie pas que l'on ne puisse avoir un emploi du temps, ni faire des projets, mais que l'on doive les faire en suivant ses aspirations profondes et son intuition, afin de s'insérer dans le plan général de l'univers.

Un homme m'a confié que, au moment où il a pris sa retraite, les gens se sont soudain mis à lui parler dans les magasins, et les chiens à venir amicalement vers lui, ce qui n'était pas le cas auparavant. En fait, sans s'en rendre compte, c'est lui qui avait changé en adoptant une attitude plus ouverte.

Je me souviens d'avoir été impressionné, pendant un cours de philosophie, par une citation de saint Augustin affirmant que celui qui veut voir doit d'abord aimer. Moi, je croyais que l'amour était aveugle. J'ai pu constater, par la suite, combien les amants sont ouverts au monde. Si l'on sait rester ouvert, on accepte les événements qui se produisent. Même si l'on n'en comprend pas les raisons, on les remarque plutôt que de les ignorer. Carl G. Jung disait : « Vous ne pouvez rien changer que vous n'ayez d'abord accepté. »

Si nous sommes ouverts aux vérités nouvelles, des choses inattendues peuvent se produire spontanément et certaines énigmes se résoudre. Une foule de découvertes ont ainsi été faites, accidentellement, alors que les scientifiques cherchaient dans une autre direction. Au bord du chemin résidait une petite vérité que les chercheurs auraient ignorée s'ils n'avaient pas eu l'ouverture d'esprit nécessaire. Mon fils Jeffrey m'a dit un jour de quelqu'un qu'il avait l'esprit trop fermé pour être un scientifique. J'ai trouvé ce jugement excellent ; cela signifie que si nous avons l'esprit étroit, qu'il s'agisse de religion, de science ou de médecine, nous n'apprenons jamais rien. Je parle ici d'esprit ouvert au mystère, non à la magie ou aux miracles.

J'ai reçu des lettres de prisonniers qui avaient choisi de guérir leur existence. Un homme m'a écrit :

« Je me sentais comme condamné à mort et je restais assis en attendant de sortir. Actuellement, je passe huit heures par jour à travailler dur (je déplace des parpaings à la force des bras) et le lendemain ne me fait pas peur. Au lieu d'attendre la mort, j'attends la vie. »

Que l'on soit prisonnier dans un établissement pénitentiaire ou dans son corps, le choix de la vie vient de soi, pas de son entourage. Si l'on attend de sortir de prison pour vivre, si l'on attend que ses cheveux repoussent, on retarde le moment de renaître.

Ceux dont j'apprends le plus sont les gens malheureux. J'ai arpenté les couloirs des hôpitaux, pénétrant dans les chambres et demandant à des gens atteints d'affections très graves : « Quelles sont vos raisons de vivre ? Comment en trouvez-vous encore ? » Ils étaient désireux de m'aider et répondaient franchement. Certains me disaient : « Asseyez-vous un instant, je vais vous l'expliquer. » D'autres proposaient : « Revenez demain, je vous ferai une liste. » Ce qui m'a impressionné, c'est que ces listes ne comportaient pas de notions philosophiques sur le sens de la vie, mais plutôt des choses toutes simples. « Je viens de regarder par la fenêtre et c'est une belle journée. » « L'infirmière m'a massé le dos. » « Ma famille vient d'appeler, elle va venir me voir. » Les listes continuaient ainsi, ne mentionnant que des faits de tous les jours. Et soudain, je me suis aperçu que la vie, au fond, n'était rien d'autre.

Mark Rakowski était un jeune homme possédant un sens particulièrement précis de ce que signifie vivre au jour le jour. Lorsque j'étais au collège de Colgate, c'était un excellent joueur de football américain. Mais, peu après le bac, il fut atteint de leucémie. L'ancien entraîneur de Mark et le directeur des sports du collège, Fred Dunlap, aidé de son épouse, relatèrent l'histoire de Mark dans le journal du collège. Ils décrivaient comment Mark suscitait depuis toujours l'admiration des membres de l'équipe de football, par son esprit, sa volonté de vivre ; raison pour laquelle ses coéquipiers avaient voulu lui rendre hommage à l'occasion d'un match. Affaibli par la chimiothérapie, Mark n'avait pu se rendre au beau milieu du stade pour recevoir la coupe que ses camarades lui destinaient. C'est donc dans les vestiaires que ceux-ci la lui remirent, juste avant le début de la rencontre. Mark déclara alors :

« Quand je jouais parmi vous, j'étais vraiment persuadé, à chaque fois, de donner mon maximum sur le terrain, surtout pendant les dernières années. Mais, à présent que j'ai arrêté, je sais que cela n'était qu'une impression ; en réalité, je ne me donnais pas à fond. Aujourd'hui, je ferais n'importe quoi pour retourner sur la pelouse et me défoncer vraiment, cette fois. Un jour, vous me comprendrez. Ne restez pas en deçà de vos possibilités. A fond, les gars ! »

Inutile de dire que la leçon ne fut pas perdue et que, ce jour-là, les camarades de Mark remportèrent la victoire par un score de 22 à 20.

Mark mourut plus tard des complications d'une greffe de la moelle épinière. Mais son entourage n'oubliera jamais son exemple, ni sa leçon de courage. C'est un exemple que je veux partager avec vous, amis lecteurs. Jouez à fond, vous aussi !

Vivez, écrivez comme si vous alliez mourir demain ! Dans un article du supplément littéraire du *New York Times*, daté du 28 mai 1989 et intitulé « Écrivez jusqu'à l'épuisement », Annie Dillard disait :

« Écrivez comme si vous alliez mourir bientôt. En même temps, imaginez que vos seuls lecteurs seront des malades en phase terminale. (Après tout, nous ne sommes pas si éloignés de la vérité.) Dans ces conditions, êtes-vous certain d'avoir quelque chose de suffisamment intéressant à dire ? »

J'aime à me servir de ce genre d'exercice durant nos réunions de l'ECAP. A présent, permettez-moi de vous interroger sur les thèmes que vous traiteriez si vous n'aviez plus que six mois à vivre. Qu'auriez-vous besoin de partager avec autrui ? Quelle est la nature de vos sentiments profonds ? Si l'on s'efforce de trouver des réponses à ce type de questions, on finit par mettre le doigt sur ce que l'on aime le plus.

Arrêtons-nous, fermons les yeux. Dans l'obscurité, nous perdons nos repères visuels extérieurs pour regarder à l'intérieur de nous-mêmes. Helen Keller demandait souvent : « S'il vous restait trois jours pour utiliser vos yeux, que choisiriez-vous de voir pendant ce laps de temps ? » Ce choix nous en dirait long sur ce qui nous est cher dans l'existence.

Identifiez vos sentiments réels

La plupart des gens ont du mal à savoir ce qui les rend vraiment heureux et à connaître leurs besoins et leurs désirs, parce qu'ils ont cessé d'être attentifs à leurs sentiments. Lorsque vous dites à un enfant : « Que veux-tu faire aujourd'hui ? » ou bien « Que feras-tu quand tu seras grand ? », vous obtenez une réponse. Quand nos cinq enfants étaient plus petits, pendant nos vacances familiales, je leur demandais tous les matins : « Alors, quel est le programme de la journée ? » J'obtenais trente ou quarante réponses différentes. Le soir venu, nous avions réalisé seulement une partie de nos projets ; personnellement, j'étais sur les genoux, mais eux étaient furieux. J'ai dû renoncer à poser la question.

A la place, chaque matin, j'inventais une nouvelle activité qui nous faisait plaisir à tous et à laquelle les enfants se ralliaient avec enthousiasme. Ils étaient ouverts, partants pour tout. Demandez maintenant à un adulte : « Quel est le programme aujourd'hui ? » Vous obtiendrez probablement la réponse : « Eh bien, je ne sais pas, moi, quel est le vôtre ? » Si vous suggérez une activité précise, la réponse sera : « Bon, d'accord, si c'est ce que vous souhaitez... »

Lorsque vous n'êtes pas en accord avec ce que vous ressentez vraiment, il peut être difficile de faire la différence entre un penchant sain et une faiblesse nuisible. Mais si vous parvenez à retrouver vos qualités enfantines, votre corps vous dira si vous faites le bon choix et si vos sentiments sont authentiques. Un penchant sain vous emplit de bien-être, même s'il peut être également une source de fatigue. En revanche, une faiblesse malsaine vous ôte le contrôle de vous-même. Quoi que vous vouliez, vous êtes sous influence. Il peut s'agir aussi bien de dépendance à une drogue que d'aliénation à un travail ou à des individus qui vous entravent et vous font perdre le contrôle de votre propre vie.

Si vous interrogez d'un côté des drogués, de l'autre des bénévoles, en demandant aux premiers : « Comment vous sentez-vous après avoir pris de la drogue ? » et aux seconds : « Quel effet cela vous fait-il quand vous travaillez bénévolement pour aider quelqu'un ? », les réponses vous paraîtront similaires. Les deux groupes vous décriront un état d'excitation et de plaisir. Dans le cas du bénévole, il faut noter que les bienfaits ne sont pas uniquement psychologiques, mais se répercutent aussi, de manière visible, sur le physique.

Une dépendance fâcheuse peut toutefois résulter d'une activité saine. Je connais des gens qui se sont mis au jogging matinal parce que l'exercice leur procurait un certain bien-être. Mais si ces mêmes personnes préparent désormais le marathon annuel et s'adonnent plusieurs heures par jour à l'entraînement, se laissant complètement envahir par cette activité, cela devient malsain.

Les dépendances – vis-à-vis de la drogue, de l'amour, de l'argent, du sport ou de toute autre activité – peuvent être analysées comme des tentatives pour éprouver des sensations que l'on aurait pu atteindre par des voies plus saines. Ces activités fonctionnent réellement comme des substituts de l'amour.

Dans son livre *La Fuite hors de l'intimité*, Ann Wilson Schaef décrit son travail avec les drogués. « Le dépendant considère souvent la responsabilité comme une sorte de comptabilité qui l'expose au reproche. Dans la relation amoureuse ou sexuelle, il craint aussi d'être critiqué. La convalescence sera marquée par une autre vision de la responsabilité, qui signifiera alors reprendre possession de sa vie. »

N'usez pas de drogue pour remplacer les parents que vous n'avez pas eus, ou l'amour que vous n'avez pas reçu. Sortez et trouvez l'amour. L'amour est en vous. Commencez par vous aimer vous-même.

Pensez seulement à votre réaction si une puissance supérieure vous disait : « Je t'ordonne d'être heureux pendant le reste de ta vie. » Que feriez-vous pour le devenir ? La réponse est difficile à trouver pour la plupart des adultes. Quand je dis à quelqu'un : « Voilà, tu as ton bac, un diplôme d'enseignement supérieur, on te donne une fortune pour démarrer... que vas-tu faire ? », j'ai le plus grand mal en général à obtenir une réponse.

Cette question revêt un sens très particulier dans l'esprit de Jeanne Prevo, une femme que j'ai connue il y a de nombreuses années. Voici ce qu'elle m'a écrit :

« Cher Bernie,

« Je suis venue vous voir dans le Connecticut en juin 1982. Vous m'avez appris à me relever. On m'avait dit qu'il n'y avait plus d'espoir, vous m'en avez donné. J'étais désespérée, chauve et très malade ; vous m'avez soignée. Vous m'avez téléphoné, écrit, vous m'avez donné le courage de me battre sans répit contre le cancer. Et vous m'avez appris à gagner. Grâce à vous, j'ai découvert la troisième voie. Depuis juin 1982, c'est ma treizième opération, mais je suis toujours éducatrice en centre spécialisé. Le ministère et ma direction m'ont laissé mon emploi, même à l'époque où je circulais en fauteuil roulant, ma perruque sur la tête. Ma classe et moi, nous avons été réunies dans la même affection. Aujourd'hui, j'ai de vrais cheveux, des cils, une hanche toute neuve. On m'a enlevé une partie du colon, posé des prothèses, mais je n'ai plus de cancer. Je peux faire de la bicyclette et même danser. Souvenez-vous de la question que vous m'aviez posée : “ Que diriez-vous à Dieu s'il vous ordonnait d'être heureuse le reste de votre vie ? ” Eh bien, cette réponse que je n'avais pas alors, j'ai fini par la trouver au cours des huit années qui viennent de s'écouler. Votre photo est là, sur mon bureau, pour m'encourager chaque jour ; votre cassette d'exercice à la méditation est dans le magnétophone, votre livre sur la table, et dans mon cœur il y a toute la compassion et l'amour du monde pour les gens qui souffrent. J'ai fait part de votre enseignement à d'innombrables malades, à l'hôpital, qui avaient besoin d'aide. Vous m'avez suggéré de naître à la vie comme le lapin en peluche, me voici, Bernie. Mes articulations ne sont pas très sûres, mon aspect physique pourrait être plus brillant, mais je suis vivante et bien réelle. »

Observez : « Vous m'avez appris à me relever », et non « Vous m'avez relevée. »

Dans le conte *Le Lapin en peluche* auquel elle fait allusion, le lapin demande au cheval ce que signifie « être réel » ; le cheval lui répond : « La réalité est une chose que tu n'as pas mais que tu peux acquérir. Quand un enfant t'aime longtemps, très longtemps, non seulement comme un jouet mais d'un amour véritable, alors tu deviens vrai, toi aussi. Évidemment, cela n'arrive pas tout d'un coup, cela vient petit à petit, à force de temps. C'est pourquoi un tel phénomène se produit rarement avec les jouets qui se cassent facilement. En général, au moment où tu deviens réel, la plupart des poils de ta fourrure sont ras, tes yeux sont tombés, tes articulations ne tiennent plus et tu as l'air d'un clochard. Mais cela ne fait rien, parce que, dès que tu deviens réel, il t'est permis d'être laid. Sauf aux yeux de ceux qui n'ont rien compris. »

Gérez votre colère

Parmi les sentiments qui nous animent, la colère est l'un des plus forts. Comment affronter la colère au moment où elle surgit, puis au long de votre guérison, enfin à l'heure de votre convalescence ?

Les raisons de se mettre en colère ne manquent pas, mais celle-ci doit être canalisée dans une saine direction et dans un environnement sûr, de manière à devenir un facteur de guérison.

La colère fonctionne comme un signal. Notre corps, notre esprit, notre cœur aussi nous avertissent que l'on envahit notre territoire, que l'on porte atteinte à notre intégrité. Si l'on est conscient de la colère qui nous anime, on peut déterminer l'usage que l'on va en faire. Notre système immunitaire interne peut se servir de cette colère saine en luttant pour nous défendre.

La vie est semée d'embûches, la question est de savoir comment s'en débrouiller. Premièrement, il est indispensable de savoir exprimer les sentiments que ces difficultés nous inspirent. Un de mes amis spécialiste en informatique expliquait : « Il y a de l'information qui entre et qui sort, mais au moins, quand elle sort, l'amour peut entrer à sa place. » Il vous faut ménager un espace dans votre vie pour la paix et l'amour, et expulser l'information indésirable. Comment faire ? Une méthode consiste à tenir un journal. Comme le disait le psychologue James Pennebaker dans son livre *Ouverture au monde*, le simple fait de décrire ses traumatismes dans un journal intime peut nous engager sur la voie de la guérison.

Tenez un journal. Écrivez ce que vous ressentez, jour après jour. Prenez des notes, de façon à rester attentif à vos sensations. L'homme est incroyablement doué pour occulter certaines choses, ce qui n'empêche pas nos sentiments de continuer à nous affecter. J'ai appris cela il y a longtemps. J'avais pris l'habitude de prendre des notes succinctes sur ce que j'avais vu à l'hôpital pendant la journée et qui m'avait impressionné. Mais, le soir, je n'arrivais plus à retrouver à quoi ces notes faisaient référence. Voilà qui donne une idée de ma capacité à évacuer de mon esprit ce qui me gênait. J'ai donc commencé à prendre des notes plus élaborées, parce que je voulais pouvoir travailler sérieusement sur les émotions qui y étaient décrites. Il est important de soulever son couvercle interne et de laisser ses sentiments remonter à la surface. Sans quoi, ils demeureront enfouis et, un jour, notre corps nous rappellera à l'ordre, nous obligeant à les prendre en compte.

Il est parfois difficile de confier ce que l'on ressent à des membres de sa propre famille. C'est pourquoi, quand cela est possible, je vous conseille de recourir à la thérapie de groupe, ou du moins de rencontrer des gens confrontés aux mêmes difficultés que vous. Cela permet de s'exprimer ouvertement et sans crainte d'être jugé. Les autres savent par quelles épreuves vous passez et ils sont à même de vous entourer d'amour, de vous apporter un soutien précieux. Dites avec franchise ce que vous ressentez. Quand les gens vous demandent : « Comment allez-vous ? », ne répondez pas automatiquement « Très bien », avec un sourire. Si réellement vous allez bien, parfait. Mais, dans le cas contraire, réprimer vos sentiments réels est destructeur. Alors, de grâce, ne vous fabriquez pas un masque, ne dissimulez pas votre état, ne trichez pas avec votre corps. Ce n'est pas une attitude positive.

Ne pas exprimer ses sentiments, et particulièrement la colère, peut aboutir au ressentiment, à la haine et parfois, même, à l'envie de meurtre. Si cette colère est refoulée, vous serez sous son emprise. De toute façon, elle trouvera un moyen de sortir, mais un moyen destructeur.

Lorsqu'une personne me dit : « Vous et votre livre, vous m'énervez », je réponds : « Tant mieux », car la personne en question communique. Une dame m'a avoué avoir jeté mon livre contre le mur de sa chambre d'hôpital. L'infirmière lui a fait remarquer alors : « Bernie adorerait voir ça. » Pendant que la malade me racontait l'histoire, je me suis écrié : « C'est formidable ! », et nous avons bien ri tous les deux. Voilà un exemple de colère qui est une source d'énergie positive.

Vous pouvez utiliser votre énergie en pratiquant un exercice physique de type répétitif. Cet activité peut alors s'assimiler à la méditation. Pendant que vous imposez ce rythme à votre corps, vos pensées et vos sentiments font surface, et vous pouvez vous concentrer sur eux. Peu importe ce que vous faites : courir, nager, marcher, danser ou jardiner. Vous pouvez même rester assis dans un fauteuil, à condition, toutefois, de bouger sans cesse une partie de votre corps. Vous serez très surpris du résultat.

Je pratique la méditation tous les matins en faisant mon jogging. Des pensées et des sentiments enfouis peuvent jaillir de moi. Il m'est alors possible de clore certains chapitres laissés en suspens. Il existe une forme de connaissance et de liberté qui semble réservée à ces moments-là, et qui aide à résoudre les difficultés. On devient plus créatif.

Si, pendant la journée, une foule de sentiments non exprimés s'accumulent, il est important de se ménager une période de transition et de récupération avant de retrouver sa vie domestique, le soir. Il suffit, par exemple, de marcher de la gare à son domicile ou de revenir à pied du bureau, ou encore d'écouter une cassette dans sa voiture. L'essentiel est de trouver une manière de décompresser, sinon votre vie et votre famille en pâtiront.

Un ami barman me disait avoir souvent l'impression de jouer le rôle d'un psychothérapeute. Il avait remarqué, à juste titre, que bien des gens venaient à son bar, après le travail, moins pour consommer que pour parler avec lui. Vous aussi, trouvez quelqu'un à qui parler.

Lorsque vous rentrez du bureau, il n'y a aucun mal à dire à votre famille que vous avez besoin d'un moment pour souffler. Lorsque je revenais de l'hôpital et que tout le monde me tombait dessus pour me raconter sa merveilleuse ou épouvantable journée, cela m'était parfois insupportable. Occupez-vous d'abord de vous-même. Prenez un bain, changez de vêtements, lisez le journal. Certains préféreront bricoler ou tondre la pelouse, qu'importe. Le principal est d'arriver à oublier le stress de la journée et de trouver un nouvel état d'esprit qui permette d'être plus réceptif à ceux qui nous entourent.

A l'hôpital, j'ai obtenu d'excellents résultats grâce à la musique, la poésie et les arts utilisés comme moyens thérapeutiques. Les gens peuvent ainsi canaliser leur énergie et leur colère afin de créer une poésie, une chanson, une peinture ou un dessin. Leurs sentiments, leur douleur trouvent un exutoire dans ces modes d'expression. L'art m'a aidé, pour ma part, à surmonter certains chocs émotionnels très durs que j'ai vécus en tant que médecin. J'avais pris l'habitude, en rentrant chez moi, d'enfiler de vieux vêtements et de me réfugier dans la pièce que je me suis aménagée, au sous-sol, pour peindre. Les enfants se rassemblaient autour de moi et en faisaient autant. Après quelques heures de ce traitement, j'étais transformé.

Bon nombre de personnes ont besoin que les autres leur disent ce qu'elles *devraient* éprouver. Il est triste que certains soient à ce point dépourvus de personnalité qu'ils se croient obligés d'éprouver ce que les autres leur disent. Ne vous souciez pas de ce que vous êtes censé ressentir. Ressentez, tout simplement. Ne jugez pas vos sentiments, ils n'ont pas à l'être. S'il vous dérangent, si vous ne savez qu'en faire, parlez-en plutôt avec ceux qui peuvent vous comprendre sincèrement, ceux qui ont déjà connu ce que vous évoquez, ceux qui ont eu à affronter les mêmes sentiments.

Trouvez ou créez votre groupe de soutien

Il y a mille méthodes pour trouver un groupe de soutien, y compris le simple fait de prendre son téléphone ou d'écrire une lettre à un organisme qui vous renseignera sur ce qui existe déjà dans le voisinage. Interrogez les gens autour de vous. Parlez-en à votre médecin.

Si vous êtes assez motivé, vous trouverez ce

que vous cherchez. Et si aucun groupe de ce genre n'existe près de chez vous, créez-le. Pour cela, il vous suffit de passer une petite annonce dans un journal ou d'utiliser les panneaux d'affichage. Dans cette annonce, vous expliquerez que vous cherchez des gens connaissant les mêmes difficultés que vous, qui seraient prêts à se réunir pour en parler.

Certains groupes existants concernent d'autres affections que la vôtre. Ils peuvent néanmoins se révéler utiles. Si l'on essaye réellement de s'entraider, est-ce que la nature des maux dont on souffre importe vraiment ? Qu'il s'agisse du cancer, de l'alcoolisme, de la drogue, de la dépression ou du sida, les tragédies rapprochent les êtres. Nous pouvons, dans une large mesure, partager nos peines et nous aider les uns les autres.

Les groupes sociaux auxquels vous appartenez déjà peuvent être une source de réconfort. Nous avons tous des sujets de douleur. Confiez vos peines aux autres. Le soutien que vous en recevrez vous surprendra, tout comme la profondeur des sentiments et la générosité de cœur dont sont capables bien des gens.

Une thérapie de groupe bien menée, de même qu'une thérapie individuelle, peut prolonger la survie d'un malade. Toutefois, une thérapie de groupe présente, à mon avis, plus de risques d'effets secondaires qu'une chimiothérapie. La thérapie de groupe suppose du courage et des efforts personnels très importants. Aspirer au changement peut engendrer un stress et des difficultés supérieurs au fait de s'exposer aux traitements chimiques ou mécaniques. Souvenez-vous : votre défi consiste à faire sauter le couvercle. Relevez-le dans un environnement sain. Les gens vous aideront dans votre démarche et la vie ne vous infligera plus rien que vous ne puissiez affronter.

Aimer autrui : ouvrir son cœur

Si je peux empêcher un seul cœur de se déchirer,
Je ne vivrai pas en vain ;
Si je peux épargner la douleur à une seule vie,
Apaiser les maux d'un seul être,
Aider un seul oiseau tombé
A regagner son nid,
Je ne vivrai pas en vain.

EMILY DICKINSON

Si vous voulez une heure de bonheur,
Faites la sieste ;
Un jour de bonheur,
Allez à la pêche ;
Un mois,
Mariez-vous.
Si vous voulez une année de bonheur,
Faites un héritage.
Mais si c'est le bonheur d'une vie que vous cherchez,
Faites du bien à autrui.

UN PARTICIPANT
À NOS GROUPES DE SOUTIEN

D'abord guérir les maux du cœur

Susan Duffy fut pour moi une véritable source d'inspiration et d'enseignement. Je l'ai rencontrée il y a douze ans, alors qu'elle avait une bien courte espérance de vie. Elle était atteinte de sclérose en plaques. J'ignorais ce que je pouvais faire pour elle car, de toute ma carrière, je n'avais jamais rencontré un patient affligé d'un tel passé. Dans sa famille, tout le monde s'était suicidé. Elle-même avait tenté de le faire. Elle m'a expliqué qu'elle avait grandi avec une seule idée en tête : en finir avec la vie, mourir à son tour. La première fois que je l'ai vue, elle était en proie à une rage indicible. Tout ce que je pouvais faire, c'était l'écouter. Je n'avais aucune solution à lui proposer.

Mais je savais que cette rage était le début de sa guérison. Susan Duffy m'a donné des leçons que je n'oublierai jamais et pendant des années elle m'a écrit des lettres souvent merveilleuses. Dans l'une d'elles, elle me disait :

« Je n'avais que deux possibilités, vivre ou mourir. J'ai choisi la vie. Cela a été dur de surmonter toutes les difficultés que j'avais traversées, mais j'ai toujours senti la main de Dieu me soutenir dans cette entreprise.

« Je sais maintenant que les gens ont besoin de faire l'expérience du pouvoir de l'amour, ne serait-ce qu'une fois dans leur vie. Et si vos rapports avec Dieu ne sont pas fameux, mettez le mot " amour " à la place. Le mystère de toute guérison véritable est le pouvoir de l'amour.

« Pour moi, la guérison, c'est de parvenir à retrouver son authenticité, ou de permettre à quelqu'un d'autre de le faire. Tout réside dans le pouvoir du pardon et de l'amour. La véritable essence de l'amour, c'est le don, le don et encore le don, sans rien attendre en retour. Parce que, au bout du compte, tout vous sera rendu, et bien au-delà. Le pouvoir de guérir, c'est l'amour et le pardon inconditionnels envers nous-mêmes et les autres.

« J'ai fini par avoir une vision tellement claire du caractère symbolique de ma maladie ! Je haïssais ma famille à un point tel que j'ai essayé de me tuer, alors que c'était eux que je voulais tuer. Je ne suis pas morte, mais je suis tombée gravement malade. A présent que je commence à comprendre le sens véritable du mot amour, je découvre aussi, peu à peu, l'impact puissant qu'il a eu sur ma vie. En fait, je peux me représenter toute mon expérience de la vie en pensant à cette prison dans laquelle je vivais avant. Je n'avais pas choisi les circonstances qui avaient présidé à ma naissance, ni les parents qui m'avaient donné le jour, de même que je n'avais aucune prise sur les événements auxquels j'ai été exposée par la suite. Alors que ma prison était si obscure que je ne pouvais pas voir et ma douleur si grande que je ne voulais pas voir, j'ai entendu quelqu'un qui frappait à ma porte, et j'ai eu le courage de lui ouvrir. Quand j'ai ouvert, l'amour est entré. Quand il est entré, j'ai découvert en moi la force de l'oubli, la capacité d'accepter. En faisant le tour de ma prison, l'amour a transfiguré tout ce qu'il s'y trouvait de négatif, à savoir les expériences de ma vie. Soudain, chaque chose prenait un sens. »

Pour moi, les lignes qui éveillent les échos les plus puissants sont celles-ci :

« Guérissez votre cœur d'abord. Si les gens pouvaient apprendre à écouter simplement leur cœur, ils ne se guériraient pas seulement eux-mêmes, mais chacun autour d'eux. Un cœur aimant est le remède le plus universel. »

Susan a laissé entrer l'amour dans la prison obscure où elle était tombée, et il l'a transformée, faisant jaillir la lumière dans les ténèbres. Nous sommes tous capables de créer ainsi notre propre rayon de soleil.

Votre devise familiale

Personnellement, je n'ai pas connu la même enfance que Susan. J'ai grandi dans une atmosphère aimante. Je n'avais pas conscience des souffrances que beaucoup doivent supporter dans leur famille. J'ignorais que je faisais partie d'une minorité. Quand j'y repense, mes parents se comportaient un peu comme des thérapeutes junguiens, sans en avoir reçu la formation.

Si Carl G. Jung entendait quelqu'un lui dire : « Carl, il est arrivé quelque chose de merveilleux », il répondait : « Désolé pour vous, si nous nous y mettons tous, nous pouvons vous tirer de là. » Si on lui disait : « Il est arrivé quelque chose de désastreux », il répondait au contraire : « Il faut arroser ça, vous verrez que quelque chose de bon finira par en sortir. » C'est aussi la façon dont réagissaient mon père et ma mère.

De mes deux parents, j'ai hérité mon amour-propre. J'ai souvent entendu mon père parler de moi en bien quand il ignorait que j'étais dans la pièce (ce qui impliquait qu'il était sincère). Lorsque vous entendez votre père affirmer que vous aurez du succès dans tous les domaines, vous savez qu'il croit en vous et, lorsque vous sillonnez le monde épaulé par ce genre de confiance, même si des conflits surgissent, vous savez que vous disposez au moins d'un soutien dans la vie. Même si vos parents ne vous approuvent pas, vous êtes certains qu'ils vous aiment. Voilà toute la différence avec la manière dont la plupart des gens sont élevés aujourd'hui : sans amour et sans attention.

Ma mère m'a légué un message très simple. Comme Jung, lorsqu'un événement fâcheux m'arrivait, elle me disait : « Quelque chose de bon finira par sortir de tout cela. » Cela peut paraître superficiel, mais si on y réfléchit, il semble que rien de vraiment terrible ne puisse arriver dans la vie. L'échec n'existe pas puisque l'adversité est l'occasion de se remettre sur la voie.

Cette leçon de vie m'a aidé à comprendre que tous les événements, bons ou mauvais, font partie de notre destin et sont porteurs de sens. Aussi ne suis-je pas allé au collège comme je l'avais prévu. Je n'ai pas fait non plus mon cycle de formation en milieu hospitalier, comme je le souhaitais. Nombre de projets que je caressais, nombre de choses que je désirais ont été impossibles. Mais, là où je suis allé, j'étais finalement à ma place. J'ai toujours eu la conviction d'être sur la bonne voie. Lorsqu'on apprend à reconnaître les changements de direction, à comprendre que son intelligence n'indique pas toujours la meilleure piste à suivre, on s'ouvre à des opportunités merveilleuses.

Jason Gaes, atteint du cancer à l'âge de sept ans, disait : « Si Dieu avait voulu que je devienne joueur de basket, il m'aurait fait mesurer deux mètres. Mais il m'a donné le cancer, alors je vais écrire un livre et aider d'autres gens. » C'est ce qu'il a fait. Voilà ce qui se passe lorsque vous êtes aimé. Rien n'est perçu comme une malédiction. Il y a ceux qui grandissent dans un environnement positif où la devise est : « A toute chose malheur est bon », et ceux qui subissent le message suivant : « Quand le bonheur est là, le malheur n'est jamais loin. » Les enfants se voient alors infliger des remarques du genre : « Tu n'es pas assez intelligent », « Nous avons toujours su que tu ne ferais rien de bon », « Tu es trop gros », « Que d'efforts gâchés pour ton éducation »...

Les personnes élevées dans ces conditions ont tendance à n'attendre de la vie que punitions et difficultés, car elles sont convaincues que rien de bon ne peut leur arriver. Sans parler des enfants qui sont victimes de violences physiques ou sexuelles.

Et vous, quelle était la devise dans votre famille ? Quel message inconscient vos parents vous ont-ils transmis ? Pendant quatre ans et demi, jusqu'à la naissance de ma sœur Dossie, j'ai été fils unique. Elle est aujourd'hui très douée et brillante et nous avons toujours été, tous deux, très indépendants de nature. Nous n'avons jamais connu la rivalité. Je me souviens d'avoir été un bon petit garçon, non par crainte des punitions ou parce qu'on l'exigeait de moi, mais pour faire plaisir à mes parents, pour qu'ils soient fiers de moi. Mes parents étaient attentifs et aimants et je voulais leur rendre la pareille. J'ai eu, comme tout le monde, mes problèmes et mes désillusions, mais en même temps je savais que j'étais aimé, ce qui me permettait d'aller de l'avant et de surmonter les obstacles. Dans son poème « Mort d'un homme de peine », Robert Frost nous précise :

> Le bercail, c'est le refuge où vous êtes toujours le bienvenu.

C'est exactement ce que je ressentais en famille : j'étais toujours le bienvenu.

Ma femme Bobbie et moi sommes mariés depuis 1954. Nous nous connaissons depuis plus longtemps que cela, car nous vivions déjà ensemble avant notre mariage. Pour notre trente-septième anniversaire de mariage, j'ai offert à Bobbie un livre intitulé *L'Amour* dans lequel est cité un extrait du *Journal d'Adam et Eve* de Mark Twain qui résume parfaitement ce que j'entends par « amour ». « [...] Je préfère vivre en dehors du jardin d'Eden avec elle plutôt que dedans, sans elle », écrit Adam dans son journal, et il fait graver cette épitaphe : « Là où elle était se trouvait l'Eden. »

Voilà les sentiments que m'inspire Bobbie. Je sais que nos vies sont à l'image de l'amour qui nous unit. Mais notre mariage est aussi pour nous un combat. Pendant certaines séances de travail, Bobbie l'a parfois décrit comme une « lutte longue et difficile » ; cela ne manquait pas de surprendre les gens désireux de croire à la légende qui voudrait que l'amour entre deux êtres exclue toute idée de lutte. Pourtant, après toutes ces années, Bobbie et moi marchons encore souvent main dans la main ; et les gens le remarquent.

J'ai été ravi de découvrir que Joseph Campbell parlait du mariage comme d'une « épreuve ». Je pense que le terme s'applique à toute relation humaine – mari et femme, amants, patient et médecin. On tâche, en fait, de créer une troisième entité, quelque chose qui dépasse les deux membres du couple. Dans un entretien avec Michael Toms, cité dans *La Vie ouverte*, Campbell déclare : « Voyez-vous, l'important, dans le mariage, c'est le respect des prérogatives de chacun. Lorsque les rôles sont définis, on sait ce que l'autre apporte. L'une des choses que j'ai comprise, comme d'ailleurs tous ceux qui ont été mariés longtemps, c'est que le mariage ne se résume pas à une histoire d'amour. Une aventure amoureuse est du ressort de la satisfaction personnelle immédiate, mais le mariage est une épreuve. Il suppose une reconnaissance mutuelle des prérogatives de chacun, du temps, beaucoup de temps. C'est pourquoi le mariage est un sacrement. Vous abandonnez votre individualité pour vous fondre dans une relation. Si vous comprenez cela, tout comme votre partenaire, alors le mariage devient un moyen de construire sa vie, une source d'accomplissement et d'enrichissement. C'est le contraire de l'appauvrissement puisque chacun donne à l'autre. Voyez-vous ce que je veux dire lorsque je parle du mariage comme d'un défi ? Quelle chose merveilleuse de se forger ensemble une personnalité, chacun aidant l'autre à s'épanouir ! Quand les gens prennent la décision de créer, ensemble, quelque chose d'inédit, de surprenant, plutôt que de se conformer au moule général, c'est tout de même un moment formidable. »

La vie est faite, en un sens, d'une série de mariages, que nous vivons les uns après les autres.

Dans son poème « Un homme et une femme assis côté à côte », extrait du recueil *Deux mots sur l'amour*, Robert Bly décrit un homme et une femme respirant pour un troisième corps, c'est-à-dire pour la troisième entité dont je parlais plus haut. A l'exemple de Bly et Campbcll, je suis convaincu que, grâce à l'amour, nous créons quelque chose de nouveau qui embellit et enrichit la vie, et nous permet de devenir vraiment nous-mêmes. Y parvenir représente une lutte de chaque instant, un ensemble de conflits et de difficultés que seuls la volonté et l'amour – voilà le mot clé – permettent de dépasser.

Avec Bobbie, nous avons élevé cinq enfants dont les deux plus jeunes sont des jumeaux. Leurs naissances se sont étalées sur sept ans, de sorte que leur petite enfance fut pour nous une période d'épuisement physique et affectif. Je sais qu'ils en ont parfois souffert – il est difficile de consacrer vingt pour cent de son temps à chacun. Malgré tout, je pense que nos enfants se sont sentis en sécurité, épaulés. Même si nous ne sommes pas les meilleurs parents de la terre, ils savent, je crois, que nous les aimons, et nous sommes toujours là, prêts à les écouter et à apprendre d'eux. Personne ne nous a enseigné l'art d'être parents, il n'existe pas de formation pour cela. Alors, qu'ils nous pardonnent et nous, continuons à les aider et à les aimer.

Bobbie est fille unique et, au moment où j'écris ces lignes, ses parents ont dépassé les quatre-vingt-dix ans (ma belle-mère va me tuer pour avoir trahi ce secret). Son père a encore toute sa tête. Malgré sa surdité et une lésion de la moelle épinière causée par une mauvaise chute il y a des années – il a perdu le contrôle de presque tous ses mouvements et n'est même plus capable de régler son appareil auditif –, il a conservé sa volonté de vivre. J'admire cette détermination, et nos enfants aussi. Ils ont appris de lui que le corps n'est pas la seule raison de notre présence ici-bas, et qu'il y a mille façons de contribuer à la marche du monde.

Un mot sur son sens de l'humour. Quand je lui ai demandé des conseils pour aborder la vieillesse, il m'a répondu : « Si tu tombes, fais en sorte que ce soit sur quelque chose de doux », puis : « Il est vrai qu'un jour je suis tombé sur ma femme ; je lui ai cassé la jambe. Alors, un bon conseil : tombe vers le ciel plutôt que vers la terre », a-t-il conclu. (Il est mort le 23 janvier 1993, juste après que ces lignes furent écrites. Il était las de son corps et s'est éteint en paix à l'âge de quatre-vingt-dix-sept ans.)

Nos enfants sont tous adultes à présent et, à leur sujet, me revient une parole de John Bradshaw, que j'ai bien souvent reprise à mon compte : « Excusez-moi, pardonnez toutes ces choses que je ne savais pas et que je n'ai pas su faire. » Quand vous avez cinq enfants, vous commencez à retenir certaines leçons à partir du quatrième. Mon aîné, Jonathan, m'a demandé il y a quelques années : « Comment se fait-il qu'on ne demande pas aux autres ce qu'on exigeait de moi ? » Je lui ai répondu : « Parce que j'ai fini par apprendre ce qui était important et ce qui ne l'était pas. » La vie peut être difficile pour les aînés dans une famille.

Il me semble que personne ne peut se flatter de connaître véritablement ses enfants – ce qu'ils ont vécu au fond d'eux-mêmes, quelle fut leur expérience de la vie familiale – et cela, jusqu'à ce qu'ils aient l'âge de vingt ou trente ans, et le désir d'en parler, à supposer que nous ayons celui de les écouter. Peut-être n'auront-ils jamais ce désir mais, s'ils le manifestent, cela enrichira nos relations et permettra de panser certaines blessures. Si personne n'éprouve le désir de parler, on peut se contenter d'exprimer son amour. Nous en avons tous besoin. Ne le demandez pas, ne l'exigez pas, donnez-le. Il vous sera rendu.

Notre famille a eu sa part de malheurs ; ils nous ont beaucoup appris, à Bobbie et à moi. Je pense que si nous en dressions la liste, les gens comprendraient que notre bonheur a été un choix, pas seulement une question de chance.

La famille, à mon avis, est notre meilleur professeur. Car elle permet de partager avec les autres ses insuffisances, ses défauts et ses sentiments, avec l'amour en toile de fond.

S'ouvrir à l'amour ou comment sortir de sa coquille

Si vous aidez un papillon à se libérer de sa chrysalide, il meurt. La lutte lui est nécessaire. Chacun de nous – homme, femme ou enfant – a besoin de lutter pour révéler sa beauté. Lors de nos séances de travail, hommes et femmes parlent de leur difficulté à s'ouvrir, les hommes insistant particulièrement sur leurs réticences à exprimer leurs sentiments et leurs émotions. On ne peut pas les blâmer, ni reprocher à la société d'avoir fait des hommes ce qu'ils sont. Les différences entre hommes et femmes ne sont pas uniquement du domaine de l'acquis. Certaines sont biologiques, même s'il est vrai que, dès leur plus jeune âge, on apprend aux garçons à être forts et courageux, à ne pas pleurer, à ne pas montrer leurs sentiments.

Les hommes, comme les femmes, sont capables de s'enfanter eux-mêmes. Dans nos séances, je donne parfois cet objectif aux participants : « Écrivez un poème qui raconte la manière dont vous vous donnez naissance à vous-même. » Un homme, Harold Witt, a écrit ces vers émouvants :

> Accoucher ? Oui, je sais bien ce que cela veut dire,
> C'est un travail difficile pour créer un être nouveau
> A partir des entrailles de celui qui était.
> C'est le refus de laisser simplement le cancer s'installer
> Et prendre toute la place.

Du fond de ma nuit, je vois un rai de lumière.
Il me faut pousser cette porte et derrière
Apparaît un autre homme intérieur, plus brillant et fin
Peut-être même plus blond et jeune que moi.
Nous sommes donc deux désormais,
Mais l'un va disparaître :
Celui en moi qui se croyait éternel.
Quant à l'autre, qui est de la même argile imparfaite,
Il sait tout de même que la vie valait le coup.

Tout en reconnaissant la nécessité que les deux genres de l'humanité gardent leurs caractères propres, on attend des hommes qu'ils soient plus sensibles, qu'ils accordent une plus grande place aux sentiments et, des femmes, qu'elles s'affirment, qu'elles parlent plus haut, qu'elles expriment leurs désirs, afin que, les uns et les autres, nous soyons en mesure de devenir des êtres humains accomplis et généreux.

On m'a demandé comment j'étais moi-même devenu quelqu'un d'ouvert. Ce sont les souffrances, les blessures de la vie, je crois, qui changent les gens. Pour ma part, j'ai choisi de lutter. D'autres se tournent vers la drogue ou le suicide, quand le malheur fond sur eux.

Je l'ai dit, mon enfance comme mon mariage ont été remplis d'amour. Mais, quand j'ai commencé ma carrière de médecin, j'ai bâti des murs autour de moi pour me protéger des souffrances que je voyais. Frêles murailles ! J'avais du mal à garder pour moi tant de douleur, et cela a fini par affecter ma famille et mes patients. Or les forteresses assiégées finissent par tomber, il suffit pour cela d'une brèche. Enfant, les arts m'ont toujours attiré ; adulte, j'en ai fait un passe-temps. Après quelques cours, j'ai commencé à plutôt bien me débrouiller. Plus tard, cette pratique m'a aidé à franchir un cap difficile : alors que j'étais en plein désarroi, j'ai eu recours à l'art comme moyen de guérison. J'ai commencé à peindre les portraits des membres de ma famille, puis mon autoportrait. C'est bien plus tard que je me suis aperçu que celui-ci était morbide. Imaginez que vous désiriez un portrait de vous ; que vous alliez voir un artiste et que, pour les poses, vous mettiez un bonnet, un long manteau et un masque. C'est à peu près que je me suis représenté, en uniforme de chirurgien, avec le masque, le bonnet et la blouse. On ne voyait que mes yeux. Si vous alliez voir un peintre dans une telle tenue, il vous dirait : « Croyez-vous que l'on vous reconnaîtra ? Je ne vous vois même pas ! »

Oui, je me cachais. J'avais construit un mur et je n'en étais pas conscient.

Je ne pouvais pas voir qui j'étais. Par la suite, j'ai renoncé à ce jeu de cache-cache ; c'était trop douloureux. En fait, c'est la douleur, que nous considérons comme notre ennemie, qui nous aide à abattre la forteresse afin de délivrer son prisonnier.

Je me rappelle l'histoire de cet homme à qui l'on demandait pourquoi la mort de sa femme ne lui arrachait aucune réaction. Il répondit qu'il avait simplement décidé de ne pas montrer sa douleur. Nous devons comprendre que c'est une autre forme de mort. Je le constate chez de nombreux médecins. Au fond d'eux-mêmes, ils sont morts, ils ont dressé un périmètre de protection autour d'eux. Ils n'expriment aucun sentiment, mais les sentiments sont là. Grâce à ma famille, j'ai compris que c'était une façon de vivre détestable et que ces murs, que vous croyiez protecteurs, finissent par vous tuer.

C'est ainsi que ma douleur a changé. Voilà pourquoi j'en suis venu à aimer davantage, voilà le chemin qui m'y a mené. Quand je contemple les visages d'un auditoire, j'ai l'impression de connaître l'histoire de chacun. Pendant nos stages, quand cent cinquante personnes doivent se présenter, exposant tour à tour les maux dont elles souffrent, c'est un moment extraordinairement émouvant. Nombreux sont ceux pour qui c'est la partie la plus importante du stage : partager ses maux et comprendre que l'on est en mesure de leur survivre. Chacun trouve sa force dans les autres.

L'amour inconditionnel

Un jour, j'ai reçu la lettre d'un homme qui me demandait ma recette pour réussir à aimer inconditionnellement, surtout quand on n'est pas sûr d'être payé de retour. J'ai ri, parce que le mot « inconditionnel » signifie précisément que, lorsqu'on donne, on ne doit rien attendre en échange. Comme le disait Elisabeth Kübler-Ross, il s'agit de « donner sans contrepartie ». Il s'agit probablement de la définition la plus simple qui soit de l'amour inconditionnel.

Si l'on prodigue de l'amour et que l'on n'attend rien en retour, alors on possède réellement quelque chose. Quand on fait quelque chose de bon pour autrui, on n'a pas besoin d'être applaudi. C'est l'acte lui-même qui récompense. Le poème d'Emily Dickinson qui figure en exergue de ce chapitre exprime cela merveilleusement.

Avez-vous jamais sauvé un oiseau en l'aidant à reprendre son envol ? Sachant que nous avions beaucoup d'enfants et que nous aimions les bêtes, plusieurs vétérinaires nous confiaient des animaux blessés ou malades pour la durée de leur convalescence. Les enfants ont toujours rapporté à la maison des animaux blessés, des oiseaux surtout. Je me souviens de l'un d'eux qui s'était coincé dans un store. Bobbie l'a soigné et, deux jours après, il s'envolait de nouveau. Notre fille Carolyn a rapporté une autre fois un pigeon qu'elle appelait Louis et qui a passé quelques semaines à la maison. Il vivait devant chez nous dans le jardin et nous rejoignait chaque matin pour le petit déjeuner. Un beau jour, il est parti. Dans ces cas-là, vous avez le sentiment d'avoir accompli quelque chose. La récompense, c'est d'avoir sauvé une vie, c'est l'acte d'amour lui-même.

L'une de mes connaissances, un conseiller

d'éducation, déclare à ses élèves qu'il n'existe pas d'enfants laids. Les étudiants le prennent d'abord pour un fou, mais ils finissent toujours par comprendre ce qu'il entend par là : lorsque l'on donne de l'amour, on est beau. Beaucoup de malades possèdent cette beauté-là, alors même que leur aspect physique choque. Ainsi, une femme paralysée était maintenue sous poumon artificiel à l'hôpital. Mais elle trouvait quand même la force d'envoyer une carte d'anniversaire à chacune des infirmières qui s'occupaient d'elle. Il y avait, en elle, de la beauté.

Si l'on juge les autres, si l'on évalue constamment leurs réactions, on se retrouve en situation d'« amour conditionnel ». Par exemple, quand on donne deux heures de son temps à quelqu'un et qu'il n'en rend qu'une, on lui en voudra peut-être. Je vois parfois des mourants qui me déclarent : « Je n'ai jamais reçu autant que j'ai donné. » Ceux-là, je crois, n'ont jamais réellement aimé. Ils ont tenu des comptes. Alors, n'en tenez pas ! Donnez simplement, et regardez ce qui se passe. Car le meilleur de l'amour, c'est l'image que les gens vous renvoient de vous-même. Dans *Le Sens du développement humain*, Ashley Montagu explique :

« L'amour suppose que l'on soit capable d'un sentiment de profonde sollicitude vis-à-vis d'autrui et aimer consiste à communiquer ce sentiment à l'autre. L'amour est inconditionnel. Il ne marchande pas. Il ne fait commerce de rien. L'amour est un soutien. On peut se reposer dessus. L'organisme humain, dès la naissance, en a besoin avant toute autre chose. L'amour est réciproque dans ses effets car il profite autant à celui qui le donne qu'à celui qui le reçoit. L'amour est créateur. L'amour décuple les aptitudes de ceux qui le reçoivent.

« L'amour est tendre.

« L'amour est intrépide.

« L'amour fait de la vie une œuvre d'art.

« L'amour est un état d'esprit et, en tant que comportement, il représente le meilleur et le plus efficace moyen d'adaptation de l'être humain à son environnement.

« Pour l'individu, comme pour toutes les espèces, l'amour est la forme du comportement la plus apte à assurer la survie. »

Ashley Montagu m'a aidé aussi quand il déclarait que, lorsqu'on a des difficultés avec quelqu'un, il faut « se comporter avec lui comme si on l'aimait ». En faisant ce choix d'aimer, je me suis aidé moi-même et j'ai aidé mon entourage. Voilà l'idée que j'essaye de faire partager encore et encore : l'amour guérit. Pas tous les maux, mais toutes les vies.

L'indispensable soutien de l'entourage

Quand on prodigue de l'amour, cela rend plus fort celui qui donne comme celui qui reçoit. Nous ne pouvons pas soigner les êtres qui nous sont chers ni les délivrer de tous leurs problèmes, mais nous pouvons les soutenir par notre amour. Le plus important pour celui qui offre son soutien est de couvrir d'amour le mari, la femme, l'amant, l'enfant ou quiconque, et de les écouter, tout en respectant leur maladie. C'est la leur ; ne les accablez pas, ne les culpabilisez pas en leur posant des questions du genre : « As-tu fait ta méditation ? As-tu mangé tes légumes ? Pris tes médicaments ? » S'ils entendent ces mots à longueur de journée, ils ne vous écouteront plus. Vous pouvez vous informer, les faire bénéficier de vos informations, mais s'ils rejettent ce que vous avez à leur dire, c'est leur droit. Si vous leur donnez votre amour, ils sauront où aller. Il faut leur permettre de découvrir seuls leur chemin, même si celui-ci est différent de celui que vous auriez choisi pour eux. Aidez-les à progresser mais, de grâce, pas de sermons !

Il est aussi important pour vous de trouver un soutien. Nous sommes tous mortels. Suivez un régime équilibré, relaxez-vous, faites de l'exercice, faites-vous masser, tenez un journal, rencontrez des gens. Tout cela ne peut que vous être profitable. Surtout, essayez de trouver une structure de soutien qui vous permette d'exprimer vos sentiments et vos difficultés de façon positive, plutôt que de faire peser vos angoisses sur le malade dont vous avez la charge. J'ai une amie très chère qui se nomme Anita Tejedat. Nous nous sommes rencontrés dans le cadre de nos groupes de travail et sommes restés très liés. Depuis que son mari est malade, elle a pris l'habitude de se réveiller au milieu de la nuit et de jeter sur le papier ce qui lui passe par la tête. Un des morceaux choisis qu'elle m'a envoyés s'intitulait : « Comment vais-je ? » En voici un extrait :

« Comment va la personne qui n'est pas malade ? Oui, comment vais-je ? Personne ne me le demande jamais. Cette pensée peut paraître égoïste, parce que je ne suis pas malade. Non, ma douleur ne porte pas de nom clinique, ma peur est abstraite, aucun médicament ne pourrait en avoir raison. C'est la douleur de partager ma vie, mon amour, mes espoirs, mes rêves, mon avenir, avec quelqu'un dont la vie semble s'étioler et qui se voit retirer tout cela jour après jour. Comment je vais ? Eh bien, pour répondre à votre question, j'ai une trouille monstrueuse. J'ai la trouille d'aimer, parce que le désarroi est trop fort, parce que je suis en colère et que j'ai envie de crier à celui que j'aime et qui est malade : “ Allez, secoue-toi, chasse le mal ”, ou de dire à mes amis et à ma famille lorsqu'ils me font part de préoccupations futiles : “ Vos gueules ! Vous ne savez pas quelle chance vous avez ! ” J'ai peur, parce que ma vie, mon amour, mes espoirs, mes rêves sont tellement liés au sort de mon mari que je me demande ce que je vais devenir. Ayez une pensée pour moi, encouragez-moi à continuer de le soigner fidèlement. »

Je pense qu'au fond Anita connaît les réponses à toutes ses interrogations. Un matin, comme le jour se levait, elle m'a encore écrit cette lettre :

« Quand quelqu'un que vous aimez est dans la déchéance, atteint d'une maladie qui semble le consumer à petit feu, la peur, la colère, le refus vous submergent. Vous vous sentez démuni. Que faire ? Quel est le sens de tout cela ? Pourquoi, mon Dieu, pourquoi ? Voilà les questions qui vous hantent. Vous avez entendu dire cent fois que la santé était le bien le plus précieux. Je me demande au fond si c'est vrai. Mon mari, que j'aime tant, est malade. Toutes ces questions m'obsèdent. Au moins ai-je trouvé une des réponses. Je vous la livre. Non, décidément, il est faux de dire que l'on a tout quand on a la santé. En revanche, si quelqu'un vous aime et s'occupe de vous alors que vous avez la santé, alors là, il est juste de dire que vous avez tout. L'amour n'a pas de prix, c'est un cadeau. Il peut nous donner la force d'avancer quand on n'a plus rien à donner, la force de crier dans l'obscurité : " Je t'aime, je suis là. Si seulement mon amour avait le pouvoir de te guérir, tu le serais déjà. Nous traverserons ensemble cette épreuve. Nous aurons raison de l'hydre infâme. " Au fond de mon cœur, je sais que notre amour est ce que nous avons de meilleur et de plus précieux.

Il nous élèvera au-dessus de tout, peut-être même jusqu'à la guérison. Non, décidément, la santé n'est pas notre bien le plus précieux. Mais quand un cœur, une âme – femme, mari, frère, sœur, amant, parent, médecin, infirmière ou qui que ce soit d'autre – est à votre côté et vous déclare : " Je t'aime, je suis près de toi ", là est votre bien le plus précieux. »

Anita a commencé à animer des groupes de soutien à l'usage des familles et des personnes vivant auprès de grands malades. Nous avons tous besoin, en effet, d'apprendre comment empêcher la maladie de nous briser et de détruire jusqu'à nos relations avec autrui.

Autre personne qui a su trouver dans sa douleur une source de richesse : Maggie Strong. Elle est l'auteur d'un livre magnifique, intitulé *Mainstay*, qui relate l'expérience de sa famille face à une maladie incurable. Elle y évoque sa colère, sa fatigue, sa peur, sa lutte pour maintenir à flots ses proches, en même temps qu'elle-même, pendant la maladie de son mari. Elle raconte comment elle a appris à accepter l'amour de ses amis et de ses parents, et comment elle a permis à son mari de garder toute sa place au sein de la famille :

« Être un malade, c'est voir mourir une partie de soi. Être marié à une personne malade, observer l'homme ou la femme que vous aimez en train de souffrir, c'est un deuil. Vous pleurez la perte de votre vie conjugale, de votre vie familiale, de cette partie de vous-même qui aimait à se sentir dépendante de l'autre, à être dorlotée et insouciante. Sans compter qu'avec l'apparition d'une maladie grave vous devez parfois enterrer tout ou partie de votre vie sexuelle. »

Face à cette solitude désespérée, elle a eu l'idée de fonder une association qui réunit les conjoints dans la même situation.

En tant que bien-portant au service d'un malade, vous devez trouver les moyens de vous ménager quelques moments de liberté, afin de reprendre possession de vous-même et éviter de tomber malade à votre tour. Quel sera l'effet de la maladie sur vos enfants si vous ne donnez pas l'exemple d'une attitude saine en montrant que vous savez réagir face à l'adversité ? Souvenez-vous que nos attitudes devant la vie se transmettent à nos enfants. La « génétique psychologique », cela existe.

Élevez sainement vos enfants

J'ai souvent été interrogé par des gens qui me parlaient des dégâts causés par leur éducation et qui craignaient de reproduire, avec leurs propres enfants, les erreurs commises par leurs parents. Tout d'abord, ne jetons pas la pierre aux parents, car ils sont eux-mêmes le fruit de leur éducation. Commencer à régler des comptes ne nous mènera nulle part. Sachez, avant tout, que vous seul êtes en mesure de réparer les dommages. C'est votre responsabilité. Avant de parvenir à la guérison, vous devrez passer par une période de souffrance, de deuil et de colère. Je sais combien a pu être terrible la façon dont certains ont été maltraités physiquement ou psychologiquement dans leur enfance, mais la guérison est possible. Vous pouvez vous libérer de la douleur, à condition d'être conscient que la solution réside en vous.

Lorsque mon fils Keith m'en voulait de ne pas être le père qu'il aurait souhaité, je lui répondais : « Imagine-moi en alcoolique, vautré sur le canapé, ivre mort. Que ferais-tu ? Resterais-tu à ruminer ton malheur en me maudissant ou bien te dirais-tu : “ Puisque je ne peux rien attendre de lui, c'est à moi de réagir. ” » Comprenez que vous êtes responsable de votre guérison, et qu'en y parvenant vous en faites bénéficier vos parents et toute votre famille. A ce moment-là, vous êtes capables de pardonner, de comprendre et d'aimer. Keith a fait tout cela pour nous.

Je ne prétends pas être un père parfait. J'en aurais été un bien meilleur si j'avais suivi des cours de perfectionnement pendant les trente années qu'a duré leur éducation. Ce n'est pas un hasard si les grands-parents d'un enfant se débrouillent souvent mieux que ses parents. Ils ont acquis de l'expérience – le fameux cours de perfectionnement – et ils savent s'y prendre avec la deuxième génération.

Quand vous avez un enfant, faites en sorte qu'il sache que vous n'êtes pas parfait. Ne craignez pas de lui montrer vos émotions et vos insuffisances.

Dites-lui qu'il a le droit d'être en colère contre vous et qu'il n'a pas à s'en défendre. Cela ne l'empêchera pas de vous aimer. Je me souviens d'une époque où mon fils Jeffrey était pour le moins surexcité et où je perdais patience avec lui. Un jour, après l'avoir poursuivi dans toute la maison, je l'attrapai au collet et, alors que j'étais sur le point de lui flanquer une bonne fessée, il me lança :

« Tu n'as pas le droit de me frapper.

– Et pourquoi pas ? lui répondis-je.

– Parce que je suis un être humain. Et d'ailleurs, si tu me frappes, j'appelle la police. »

Cette réponse marquée au coin du bon sens m'a fait le lâcher, éclater de rire et l'aimer davantage. Depuis ce jour, je n'ai plus jamais donné de fessée à aucun de nos enfants.

Écoutez votre enfant. Formulez votre amour, montrez-le-lui. Prouvez à votre enfant que vous l'aimez inconditionnellement. Veillez à lui signifier qu'il n'a pas besoin d'être parfait, qu'il s'agisse de son apparence physique ou de ses résultats scolaires. Cette attitude de votre part ne doit pas pour autant être assimilée à du laxisme. Vous n'avez pas à applaudir à tout ce que fait votre enfant. Mais au moins, parlez de tout avec lui. Il est vrai que, si l'on ne vous a jamais aimé, la tâche sera difficile pour vous comme pour lui.

Récemment, j'ai visionné une cassette vidéo réalisée par le thérapeute Gary Smalley. Celui-ci montre un stradivarius à un public béat d'admiration. Il m'arrive souvent de passer des photos de bébés lors de nos groupes de travail. Eh bien, les gens réagissent de la même manière que s'ils voyaient un stradivarius. Or, que se passe-t-il quand nous grandissons ? La source de l'admiration, de l'émerveillement, de la fierté parentale se tarit.

De grâce, continuez à regarder vos enfants comme des trésors inestimables. Faites-leur et faites-vous cet honneur.

Un enfant doit connaître un certain nombre de règles indispensables dans notre société. Avec de l'amour et de la discipline, on fait un enfant sain, capable de trouver son chemin, d'assouvir ses désirs sans en passer par la drogue – et autres comportements autodestructeurs et pathologiques.

Il m'arrive parfois d'intervenir dans les écoles, dans les lycées et collèges. Peu d'enfants semblent réellement convaincus du fait que leurs parents les aiment et sont là pour les protéger et les défendre. Nombre d'entre eux se sentent en situation d'échec. Certains (30 pour cent selon certaines études) ont déjà sérieusement songé au suicide. Les raisons qui me poussent à aller dans les écoles tiennent en partie au fait que je voudrais persuader les élèves que tout le monde n'est pas indifférent à leur sort. J'espère que vous songerez vous aussi, un jour ou l'autre, à vous rapprocher des jeunes. Parlez-leur, racontez-leur votre vie, ce que vous êtes. Ce n'est pas ce que vous leur direz qui est le plus important. L'essentiel est de vous adresser à eux, de communiquer avec eux. Cela implique que vous leur accordez de la valeur. Dans l'un de mes livres préférés, *Une comédie humaine* de William Saroyan, un professeur s'adresse à ses élèves. Ce qu'il leur dit me rappelle terriblement mes propres parents :

« Je voudrais tant que mes élèves, garçons et filles, s'efforcent de faire le bien et de vivre noblement ! L'apparence seule de mes enfants ne compte pas pour moi ; leurs manières aimables ou grossières ne peuvent me tromper. Ce qui m'intéresse, c'est la part de vérité que cachent ces manières. Si les enfants de ma classe sont humains, je ne souhaite pas qu'ils le soient de façon uniforme. Si leur cœur n'est pas corrompu, que m'importe qu'ils soient différents les uns des autres. Je veux que chacun d'eux ne soit que lui-même. Je veux qu'ils soient tous des personnes, distinctes des autres, singulières, chacune composant une aimable et intéressante variation sur le thème général. L'important est que chacun sache qu'au-delà des affinités et des antipathies naturelles le respect mutuel est nécessaire. La civilisation n'est rien d'autre. Avant d'avoir fait beaucoup de chemin dans le monde, vous entendrez des rires autour de vous, non seulement le rire des hommes, mais celui des obstacles qui se sont ligués pour vous faire trébucher sur la route. Je ne me fais pas de souci, car vous dédaignerez ces rires. »

Voilà un professeur qui a fait un beau cadeau à ses élèves : il leur a enseigné qu'ils pouvaient aller leur chemin sans crainte des moqueries, ni des critiques, dans la mesure où ils ont été aimés.

Tous les enfants sont dignes d'amour. Gardez cette vérité toujours présente à l'esprit, et transmettez-la à vos enfants. Permettez-leur de s'exprimer. Ayez des photos d'eux encadrées sur votre bureau et, à la maison, accrochez leur portrait au mur, de manière à ce qu'ils le voient et se sentent du même coup aimés et estimés (placez des photos de vous, enfant, à côté). Notre salon est rempli d'objets réalisés par nos enfants au fils des ans. Nous avons commencé l'exposition dès leur plus jeune âge. Vingt ans après, elle est toujours là. Montrez à vos enfants qu'ils sont des êtres créatifs et merveilleux.

Les parents de Susan Duffy n'avaient jamais pris une seule photo d'elle. Ils étaient agents immobiliers et photographiaient plutôt les maisons. Elle n'avait aucune preuve tangible d'être une enfant aimée. Lorsqu'on grandit au milieu de personnes qui nous disent : « Tu es beau et tu es digne de notre amour », il est beaucoup plus facile de devenir un adulte épanoui, capable de prendre des risques et de supporter les coups durs.

Il y a plusieurs années, alors que je me trouvais à Boulder, dans le Colorado, j'ai rencontré des gens qui avaient fondé une association contre les mauvais traitements infligés aux enfants. Ils m'ont donné un fascicule intitulé *Psycho-histoire en action*, rédigé par Robert McPharland et Kathleen Linden. L'idée qui préside à leur réflexion est que l'évolution des méthodes éducatives pourrait bien entraîner des changements sociaux profonds. En 1983, après le meurtre d'un enfant de trois ans commis par sa mère et le petit ami de celle-ci, un membre de l'association a lancé un débat public visant à développer une action locale en faveur des enfants maltraités.

Tous les parents ont besoin d'aide à la naissance de leur enfant. Tous ont envie de frapper leurs enfants dans certaines circonstances. Mais les mauvais traitements doivent être exclus. Nous pouvons mener une action préventive très efficace en incitant certains parents, tentés par l'abus d'autorité et le recours aux sévices, à venir en parler dans un cadre approprié, afin d'éviter le passage à l'acte. Prendre conscience que nous sommes susceptibles de devenir des bourreaux d'enfants est le premier pas à accomplir pour juguler cette tendance. Il faut être capable de regarder notre part d'ombre, la face cachée de notre personnalité, les traits de caractère que nous n'aimons pas en nous. Une fois que nous en sommes avertis, nous pouvons ne pas y céder.

Cela peut paraître ridicule, mais je souhaiterais qu'il existe un permis d'exercer le rôle de parent. Dès la conception, les futurs parents seraient obligés de participer à des réunions où ils pourraient exprimer avec d'autres ce qu'ils ressentent. On leur expliquerait que cela fait partie du suivi médical au même titre que les visites prénatales obligatoires. Après la naissance, pendant un, deux ou trois ans, le père et la mère seraient invités à continuer de faire partie d'un groupe réunissant des parents, des grands-parents et des thérapeutes, de manière à partager avec d'autres leurs expériences négatives et leurs difficultés.

Au lieu de se défouler sur leurs enfants, les parents pourraient, en période difficile, manifester leur colère au sein du groupe et, en retour, recevoir de l'amour. On leur apprendrait que la colère peut être exprimée de façon constructive. Lorsque nous sommes en mesure faire connaître sainement nos sentiments, nous n'avons pas besoin de nous en prendre à nos enfants. Quand un groupe de personnes se réunit autour d'un sujet commun de préoccupation, qu'il s'agisse du cancer, du sida ou, en l'occurrence, de l'art d'être parents, cela permet un irremplaçable échange d'expériences ouvrant la voie à la guérison.

Bien souvent, en tant que père, je me suis senti coupable à l'égard de mes enfants ; j'avais le sentiment de ne pas faire ce qu'il fallait, de n'être pas infaillible, en quelque sorte. Si l'un de mes enfants me disait : « J'ai mal à la jambe », je lui répondais parfois d'aller prendre un bain chaud sans me demander si ce mal de jambe ne cachait pas autre chose. De même pour les maux de ventre qui masquent le plus souvent chez les jeunes enfants un problème d'ordre psychologique. Dans ce cas, ceux-ci ont plutôt besoin d'un câlin. Nous nous sentons tous coupables, selon les circonstances. Mais de cette culpabilité peut sortir quelque chose de salutaire. Il suffit de se poser la question : « Et maintenant, que puis-je faire ? Comment remettre l'amour dans le jeu ? Comment puis-je aider mon enfant, plutôt que de le persécuter et de me persécuter moi-même ? » Les individus équilibrés et les gens de cœur ne se couvrent pas la tête de cendres. Ils ne vivent pas dans la culpabilité, la faute, la honte et le reproche. Ils vont de l'avant.

L'autoguérison : des méthodes pour bien se porter

Les grands événements de l'histoire humaine, au fond, manquent singulièrement d'importance. En dernière analyse, la chose vraiment essentielle est la vie de l'individu. Voilà ce qui fait l'histoire : voilà le véritable creuset des grandes informations... dans nos vies les plus intimes, les plus subjectives, nous ne sommes pas seulement les témoins passifs de notre époque, ceux qui la subissent, mais aussi ceux qui la font.

Carl G. JUNG,
La Civilisation en mouvement

« *Un jour nouveau* »

Lors d'une conférence à Toronto, j'ai rencontré une femme merveilleuse nommée Fay Finkelstein. Elle a été toute sa vie une battante. Et quand on a découvert chez elle un cancer du foie, elle a lutté avec un courage admirable. Elle a écrit à une Suédoise atteinte du même mal une lettre, dont je voudrais citer un extrait car il est riche d'enseignements sur l'amour, la vie et la santé :

« Bonjour, je vous écris à la demande du Dr Bernie Siegel et de la fiancée de votre frère. Je vous écris aussi parce que j'en ai envie. Je sais que vous avez un cancer du foie. Il y a un an, on m'a annoncé qu'il ne me restait probablement que six semaines à vivre mais je suis toujours là. Je n'ai pas l'intention de mourir avant longtemps. Les seuls conseils que je puisse vous donner, c'est de faire à votre tour ce qui a marché dans mon cas.

« Premièrement, ne croyez jamais celui qui vous dira : “ Vous n’en avez plus pour longtemps. ” Deuxièmement, personne ne sait jamais quand l’autre va mourir. Troisièmement, le cancer du foie n’est pas nécessairement mortel. Quatrièmement, vous voulez vivre, il faut vous battre. Cinquièmement, éloignez-vous de ceux qui ne soutiennent pas vos efforts pour vous en sortir, même s’il s’agit de membres de votre famille. Sixièmement, trouvez quelque chose, n’importe quoi, que vous aimez réellement faire, et jetez-vous-y à corps perdu. Cette activité deviendra une forme de méditation pour vous. Elle délivrera votre esprit de l’obsession de la maladie et aidera votre corps à guérir. Septièmement, si le médecin vous propose un traitement auquel vous croyez, allez-y, suivez-le. Huitièmement, ayez confiance en vous. Neuvièmement, la mort n’est pas un échec, tout le monde meurt. Réservez seulement à la vie ce que vous avez de meilleur. Pendant deux ans, j’ai subi différentes formes de chimiothérapies. Les médicaments en lesquels j’avais confiance ont marché, ceux que je n’aimais pas n’ont pas eu d’effet bénéfique et ont favorisé la croissance des tumeurs. »

Lors d’une séance de travail, Fay m’avait entendu parler d’un avocat qui désirait devenir violoniste, mais qui en avait été empêché par ses parents. Quand cet homme avait appris qu’il était atteint d’une tumeur au cerveau et qu’il n’avait plus qu’un an à vivre, il avait ressorti son violon et fermé son cabinet d'avocat. Un an plus tard, il jouait au sein d'un orchestre. Toute trace de tumeur avait disparu. Fay m'a raconté que, en entendant cette histoire, elle a donné à son mari un coup de coude et lui a dit : « Allez, on achète un piano en rentrant à la maison. » Elle lui a également demandé un clavier électronique quand elle a été hospitalisée pour une greffe de moelle osseuse, un petit orgue qu'elle pouvait utiliser dans sa chambre. Sa lettre continue ainsi :

« J'adore faire de la musique. Je joue du piano deux heures par jour. C'est ma méditation à moi. J'ai surmonté bien des périodes délicates dans ma vie. Je ne refuse pas l'aide venant de quelqu'un qui me veut sincèrement du bien. Il m'arrive même parfois d'appeler au secours. Je n'ai plus de fausse pudeur sur la question. L'amour propre, comme son nom l'indique, c'est s'aimer soi-même. Or je m'aime moi-même, indépendamment de mon apparence ou de ma condition physique. Faites ce que vous sentez bon pour vous. Ne laissez pas les autres décider à votre place si vous devez vivre ou mourir. Faites-le vous-même. Ce qui compte vraiment, ce n'est pas le nombre d'années qu'il vous reste à passer ici-bas, mais ce que vous en faites. Je peux vivre encore deux semaines ou deux ans, il est même possible que je devienne un jour une vieille dame. Quel que soit le temps qui me reste, je profite de la vie. »

Au mur de la cuisine de notre maison de Cape Cod est accrochée une tapisserie sur laquelle Fay a brodé un poème intitulé « Un nouveau jour ».

Voici l'aurore d'un nouveau jour.
Dieu me l'a donné pour que j'en use à mon gré,
Je peux le gaspiller ou l'employer à quelque chose de bon.
Ce que je fais est important parce que
J'y voue vingt-quatre heures de ma vie ;
Je veux que cette journée soit
Un gain et non une perte,
Un bien et non un mal,
Un succès plutôt qu'un échec.
Ainsi, je ne regretterai pas
Le prix que j'ai dû payer pour vivre un jour de plus.

Comme l'a appris Fay, une des relations les plus importantes que nous puissions nouer dans une vie est celle qui nous unit à votre médecin. Voilà qui lui a permis de se considérer elle-même comme une survivante, au risque de contredire les probabilités statistiques.

Trouvez le bon médecin

J'ai rencontré un jour un cancérologue, le Dr Salvatore Scialla, de Scranton, en Pennsylvanie, qui m'a dit : « Je considère ma relation au patient comme un mariage. » Voilà le genre de médecin qu'il vous faut. Vous avez besoin d'une relation forte avec votre médecin. L'un des patients du Dr Scialla m'a dit de lui : « Il ne me pompe pas mon énergie. Dans son cabinet, j'ai le sentiment d'être en sécurité. »

J'emploie ce mot *relation* pour souligner que vous et votre médecin vous trouvez l'un et l'autre dans un moment difficile. Ces difficultés, vous allez les affronter ensemble. Il y a investissement de part et d'autre. Seul l'échange entre le patient et le médecin peut créer les conditions d'un combat efficace pour la vie. Le malade n'est pas seulement un cas pathologique, mais forme un tout qui résulte de sa propre histoire. En appréhendant les choses de cette manière, le médecin devient un irremplaçable soutien.

C'est votre vie qui est en cause, non celle du médecin. Celui-ci n'a pas à approuver nécessairement tout ce que vous faites. Il se peut que des conflits éclatent entre vous, sans que la communication soit rompue pour autant. Les difficultés peuvent être surmontées par la discussion. Vous vous retrouvez alors comme deux camarades de combat face à un ennemi commun. Ce qui prime n'est pas seulement de reconnaître le rôle de chacun dans le traitement de la maladie, mais la relation humaine au sens large.

Généralement, lorsque vous entrez chez le médecin, vous vous sentez vulnérable, car il vous semble investi d'un grand pouvoir. Mais, dans le travail que vous accomplissez ensemble, il convient de rester soi-même. Ne soyez pas intimidé.

Je connais des patients qui, en s'asseyant devant leur médecin, prennent le parti de la sincérité totale. Cette attitude peut parfois conduire aux larmes et aux épanchements réciproques. Si vous prenez l'initiative d'un tel comportement, d'une telle proximité dans la relation, et si, en face de vous, vous ne constatez aucune réaction, si aucun être humain ne s'éveille, alors levez-vous et partez.

La question du choix du médecin est capitale. Comment trouver le bon médecin ? Il faut se démener un peu. Interrogez votre entourage. L'expérience des autres malades peut être excellente conseillère. Si vous recherchez un spécialiste et que vous avez confiance en votre médecin traitant, questionnez ce dernier. Les pharmaciens aussi sont de bon conseil, car ils suivent les traitements des malades et en discutent beaucoup avec eux. Lors de la première visite chez le médecin que vous aurez finalement choisi, ce sera à vous seul d'estimer s'il est vraiment le thérapeute qui vous convient.

Une femme m'a raconté qu'elle avait demandé à son médecin : « Croyez-vous en moi ? » Posez, vous aussi, ce genre de question. Demandez-vous si ce médecin respectera votre personnalité, vos idées. Vous vivez une situation singulière et vous voulez être certain que ce médecin s'occupera de *vous*, et pas seulement de votre maladie.

La notion qui, pour moi, a toujours revêtu la plus grande importance est la distinction entre le

« résident » et le « touriste », c'est-à-dire celui qui s'implique vraiment et celui qui ne fait que passer. Ce à quoi vous aspirez, c'est à trouver un médecin qui comprenne ce que signifie être « résident ». Dans son livre *Rencontres avec les patients : une expérience de la maladie*, James Buchanan évoque ces personnels soignants qui se comportent comme des voyageurs en pays étranger :

« Tout ce commerce avec la mort est étranger à la population des vivants. Les visiteurs, triés sur le volet, pleins de bonne volonté, les membres de la famille affligés, les médecins curieux, les infirmières distraites, les garçons de salle impatients, tout ce monde traverse la vie quotidienne du malade comme des touristes en pays étranger. Ils font ce qu'ils ont à faire sans s'attarder et sont peu soucieux d'adopter les coutumes locales du pays où ils ont débarqué. En vérité, on observe même une certaine arrogance, parfois une insolence de la part de ces touristes. C'est une façon pour eux de se protéger de la contamination de la mort. Après tout, que savent-ils de la douleur, de la sueur, de l'incontinence, des chairs qui pourrissent, de la plus infâme des humiliations que constitue le fait de ne pouvoir contrôler ses sphincters ? Ils prennent votre température, mais ils ne ressentent pas les effets de la fièvre. Ils vous font des prises de sang, mais ils ne saignent pas. Ils vous palpent le foie, les tumeurs, les viscères, mais n'en éprouvent pas la douleur. Ils écoutent les battements de votre cœur, mais ne sentent pas combien il est faible. Ils prennent votre tension, mais ne perçoivent pas combien le sang circule intensément dans vos artères. Ils s'immiscent avec une complaisance étrange dans les moindres interstices, les moindres crevasses de votre corps, mais ne pénètrent jamais dans cette immense caverne que vous êtes tout entier devenu. Ils sont des hôtes, non des résidents, dans cette maison de la mort où vous avez pris pension. Comment pourraient-ils seulement comprendre ? »

Seuls les « résidents » comprennent vraiment la maladie ; pour eux, chaque cas est unique. Alors, assurez-vous que votre expérience personnelle inspire au médecin un désir de connaissance et qu'il aura pour souci d'aller à la rencontre de vos besoins spécifiques. Le praticien n'est pas là pour se contenter de traiter mécaniquement la maladie. Au cours de mon travail, j'ai remarqué que nous disposions tous de facultés très développées, mais que seule une minorité d'entre nous a la volonté et l'audace d'exprimer sa singularité, en d'autres termes, de se montrer exceptionnel.

Les patients exceptionnels ou la recherche de l'inspiration

Que signifie être un « patient exceptionnel » ? Je me souviens de l'époque où, il y a quinze ans, Bobbie a appelé ainsi les premiers participants à nos groupes : « malades du cancer exceptionnels ». Ils présentaient certaines caractéristiques, dont la première était leur volonté de rester maîtres de leurs choix. Ils étaient capables de se dépasser et de prendre des risques. Je ne veux pas dire par là qu'ils risquaient indûment leur vie, mais qu'ils saisissaient toutes les occasions susceptibles de les aider à survivre. Je dirais volontiers qu'ils étaient, en quelque sorte, à la recherche de l'inspiration, toujours prêts à expérimenter de nouvelles thérapies ; qu'il s'agisse de séances de bain chaud, de régimes alimentaires particuliers, de massages ou d'autres choses encore, ils choisissaient ce qu'ils pensaient leur convenir sur le moment. En l'absence de résultats, ils passaient à autre chose. Si, au contraire, ils ressentaient un mieux, ils continuaient dans cette voie. Ils n'allaient pas trouver les autres pour leur demander de décider ce qu'ils devaient faire. Ils consentaient à apprendre des autres, sans accepter pour autant que l'on décide à leur place.

Les patients exceptionnels prennent leurs responsabilités sans penser à l'échec. Ils se concentrent sur leurs aptitudes. Ils ne disent pas : « Si je ne réussis pas ce que j'entreprends maintenant, si je n'en guéris pas, ce sera un échec. » Ils savent tirer profit de tout, même de ce qui ne marche pas. Certes, nous sommes tous mortels mais, à l'instar de certains de ces patients exceptionnels, on peut repousser les limites de la vie.

Un jour, dans le Colorado, une jeune femme m'a déclaré : « J'ai arrêté de prendre soin de mes dents et d'attacher ma ceinture de sécurité quand on m'a annoncé que je n'avais plus que six mois à vivre. Mais j'ai recommencé à faire et l'un et l'autre lorsque j'ai senti que quelque chose en moi faisait le choix de la vie. » Elle s'est soumise à une opération chirurgicale et à une chimiothérapie pour lutter contre le mal. Quand ses cheveux sont tombés, elles les a gardés dans un panier, leur donnant un nom et les traitant comme un animal familier. Ses amis trouvaient cela dégoûtant. Moi, j'ai ri, et je lui ai dit que je trouvais cela merveilleux. Voilà un comportement de survie. D'ailleurs, elle est aujourd'hui bien vivante.

Une qualité que j'ai remarquée chez ces malades, c'est leur capacité à garder leur sens de l'humour, même face à l'adversité, et à le communiquer à ceux qui les soignent. Ainsi, ce médecin qui déclarait en brandissant la seringue destinée à une patiente en chimiothérapie : « Ne vous en faites pas, si vous devez en mourir, je vous préviendrai. » Henny Yougman rapporte, pour sa part, l'histoire d'un docteur annonçant à son patient : « Il ne vous reste que six mois à vivre. » L'autre rétorque : « Désolé, mais je n'aurai pas les moyens de vous régler avant six mois. » Et le médecin d'ajouter : « Bon, alors disons un an. » Le rire fut un baume pour tous les deux.

Une femme apporta un jour à son médecin une carte d'anniversaire humoristique. La semaine suivante, quand il la vit arriver pour sa chimiothérapie, il lui demanda : « Pas de carte aujourd'hui ? » La patiente expliqua : « Mais c'était pour votre anniversaire. » Et lui : « Mais cela m'a fait du bien toute la semaine ; alors, désormais, j'en veux une carte chaque semaine. » Cette patiente m'a confié ensuite : « J'ai mis du temps à m'apercevoir combien cette demande était positive. Chaque semaine, je passais une demi-heure ou plus à rire toute seule devant les présentoirs de cartes humoristiques afin d'en choisir une pour lui. Cela m'a bien amusée. »

Je peux aussi citer le cas de cette dame étonnante et pleine d'humour qui raconte : « Lorsqu'on m'a annoncé que je serai morte à Noël, j'ai répondu : " Pas question ! " Et quand le médecin m'a demandé comment je pouvais être aussi sûre de moi, j'ai expliqué : " Je travaille dans un grand magasin et j'aime mieux vous dire que, pendant la période des fêtes, nous sommes tellement occupés qu'on n'a jamais vu un employé mourir à ce moment-là. " » Voilà qui l'a aidée à survivre.

Quand elle se plaignait d'avoir à se promener avec son goutte-à-goutte pendant la chimio, je lui disais : « Vous êtes un dragon. » Alors, elle souriait et finalement se prêtait au jeu. Les dragons, dans son imagerie intérieure, l'aidaient à combattre la maladie.

Êtes-vous capable de devenir exceptionnel vous aussi ? Certainement. Qu'est-ce que cela signifie ? Participer, comprendre, se dire : « J'ai un rôle à tenir. Je n'accepte pas de me soumettre sans réagir à la souffrance, comme le suggère l'étymologie du mot *patient* (du latin *patire*, souffrir). Je ne la subirai pas sans protester, au risque, d'être accusé de faire preuve de mauvais caractère ou de manque de coopération.

Si, à l'hôpital, on parle de vous comme d'une personne « de caractère », c'est peut-être simplement parce que vous posez des questions sur votre maladie et votre traitement et que vous vous comportez en individu normal, refusant de porter les vêtements de l'hôpital ou de rester cloîtré entre les quatre murs de votre chambre. On vous considère comme un malade difficile ? Tant mieux, c'est un comportement de survie. Cela ne signifie pas que vous soyez une source de conflits.

Une femme m'a écrit qu'elle avait eu beaucoup de mal à obtenir du personnel de l'hôpital qu'il frappe avant d'entrer dans sa chambre, et qu'on ne la dérange pas si elle était au téléphone. Elle avait obligé son cancérologue à s'asseoir auprès d'elle et à la regarder droit dans les yeux en lui parlant, au lieu de le laisser tourner les talons après le traditionnel : « Pas de questions ? » Elle se renseignait auprès du personnel soignant sur tous les aspects de son traitement qu'elle ne comprenait pas. Elle avait la chance d'avoir autour d'elle de bonnes infirmières qui lui répondaient et qui la respectaient. Loin de la déprécier, celles-ci lui donnaient de la force. Cette femme avait instauré un système de « péage » : quiconque venait l'examiner devait auparavant l'embrasser ou caresser sa tête chauve en guise de porte-bonheur.

Un de mes amis, qui avait subi une greffe, fut également qualifié de « personne de caractère » dans son dossier médical. Après son opération, il avait fait installer son fax et son ordinateur portable dans sa chambre, et l'usage de son nom disparut de la bouche du personnel soignant, qui ne l'appelait plus que « le caractériel ». Cet homme a guéri deux fois plus vite que l'on n'aurait pu s'y attendre. Il me racontait : « Tu sais qu'un jour j'ai entendu le médecin dire à ma femme dans le couloir : " Vous savez ce que votre mari aurait dû se faire greffer ? Un autre cerveau. " » Or, dans ce même hôpital, on apprend aujourd'hui aux malades à avoir du caractère. Il est important de sentir que l'on est un être unique et de ne pas rester le *patient* qui subit un diagnostic.

Arthur W. Franck, dans son livre *Le Bon Vouloir du corps : réflexions sur la maladie*, confie avoir découvert en quittant l'hôpital que, sur sa porte, figurait l'inscription « lymphome ». Et vous, que feriez-vous en apercevant cela ? Pour ma part, qu'il s'agisse de « mélanome », de « cancer du colon », ou d'« infarctus du myocarde », j'arracherais le panneau et j'écrirais : « Ici vit un être humain. Si vous cherchez un lymphome, allez au labo. »

Être exceptionnel signifie aussi se dire : « Je veux en apprendre davantage sur moi-même. Je veux me poser un défi. Je veux me métamorphoser. »

Sachez que vous êtes capable, à votre tour, d'être inspiré, et de réussir là où d'autres ont échoué. Il faut beaucoup de courage pour être le premier ; je le constate quand les gens me demandent : « A-t-on déjà vu des gens guérir de ma maladie ? » Je me souviendrai toujours d'une dame qui m'a posé cette question. Je lui ai répondu : « Si vous étiez dans un camp de concentration, demanderiez-vous si l'on peut en sortir ? » Ce à quoi elle a rétorqué : « Justement, j'en suis sortie. » Sans doute cette question lui a-t-elle sauvé la vie, puisqu'elle a trouvé en elle-même la force de lutter.

Une femme, victime de crises d'épilepsie et de spasmophilie pendant des années, s'était vu prescrire des doses de plus en plus élevées d'anticonvulsifs. Renseignements pris, elle décida d'entrer dans un groupe thérapeutique sur l'épilepsie, dans l'idée qu'il était temps de prendre en main ses problèmes de santé. Elle réclama avec insistance des examens médicaux complémentaires qui, comme elle l'avait soupçonné, révélèrent une tumeur, heureusement bénigne. Convaincue que ses crises cesseraient une fois la tumeur enlevée, elle se fit opérer sans hésiter. Depuis, les convulsions ont complètement disparu, elle m'a écrit pour me remercier de mes conseils.

J'ai reçu une autre lettre d'une femme, elle aussi épileptique, qui était furieuse contre moi parce que je suscitais en elle un sentiment de culpabilité. Pourquoi deux réactions si différentes ? Je pense que la première femme a su se prendre en charge après s'être soigneusement informée, alors que la seconde a interprété mon exigence de responsabilité comme un reproche.

Une autre malade m'a raconté que, plusieurs années auparavant, elle avait senti un ganglion lymphatique du cou anormalement gonflé. Il lui a fallu voir cinq médecins différents, les quatre premiers lui ayant dit que « ce n'était rien ». Le cinquième l'a fait enlever. Il s'agissait d'un lymphome. Elle avait eu gain de cause.

Je connais une jeune femme chez laquelle on avait décelé une grosseur au sein, en lui précisant toutefois qu'elle était « trop jeune pour avoir un cancer ». Elle venait tout juste de terminer ses études lorsque, passant une visite médicale de routine, les médecins s'étonnèrent de lui trouver une pareille grosseur. Ils lui demandèrent pourquoi elle n'avait rien fait. « Mon médecin m'a dit que j'étais trop jeune pour avoir un cancer », a-t-elle répondu. Elle est morte d'un cancer du sein, révoltée contre ce praticien criminel et contre elle-même. D'ailleurs, toute cette rage et cette fureur ont peut-être hâté sa fin. J'ai essayé d'obtenir qu'elle écrive à ce médecin, dans l'espoir qu'il lui répondrait : « Cela ne se reproduira plus », afin que de son mal puisse sortir quelque chose de positif. Un procès pour erreur médicale n'a jamais guéri la fureur ni la rage du patient.

S'il vous arrive d'avoir des intuitions, suivez-les sans vous préoccuper de l'opinion d'autrui. Je connais des femmes qui vivent avec la même grosseur au sein pendant des années, sans évolution visible à la mammographie ; puis, un jour, elles arrivent dans mon cabinet et me disent : « Il y a quelque chose de différent, il faudrait enlever ça. » J'accorde la plus grande attention à leur intuition ; je sais que leur jugement sur la question vaut tous les examens de laboratoire.

Trouvez le bon traitement

C'est vous que l'on traite, pas seulement votre maladie. Le bon traitement est celui qui vous convient à un instant donné. Dans certains cas, cela peut même signifier l'arrêt complet du traitement. Michael Lidington, un jeune homme dont j'évoquerai plus loin le cas et dont je citerai un poème que nous analyserons, avait vu son cancer récidiver. Il avait alors déclaré à sa mère : « Fini, je ne veux plus de thérapie, je pars camper. » Pendant deux semaines, il est allé camper dans un centre spécialisé pour enfants cancéreux. Sa thérapic, c'était cela. Son choix était le bon, et sa famille l'a respecté.

Et vous, que voulez-vous faire ? Il se peut que vous préfériez recourir à un traitement lourd, le jugeant le plus efficace. Un homme m'a dit un jour : « Je vais me soumettre à ce traitement parce que je veux lutter pour ma vie, mais mon frère, qui est médecin, se demande pourquoi. » C'était là son choix. Il l'a fait parce qu'il pensait que c'était pour lui une bonne chose. Il voulait vivre pour voir grandir son fils.

Vous avez aussi parfaitement le droit de dire : « C'est de ma vie qu'il s'agit et je refuse de continuer ce traitement, parce qu'il a des effets secondaires qui altèrent mon existence. Ce n'est pas ce qu'il me faut. » En guise de traitement, vous pouvez préférer un régime à base de légumes ou la prière et même décider que, après tout, votre heure est venue. Peu de temps après qu'on lui eut découvert un cancer, un superbe jeune homme, David Puskarie, se rendit dans un cimetière accompagné de ses meilleurs amis. Sur place, ces derniers lui déclarèrent : « On ne veut pas te retrouver ici, c'est compris ? » La famille, de son côté, lui présenta quatre bonnes raisons de ne pas mourir, et chacune était l'un des quatre membres de la famille, y compris lui-même. Alors il a écrit un poème, « L'Année du désespoir », dans lequel on peut lire ces lignes :

> Ma famille et mes amis disent que je dois me battre pour eux.
> Mais de quel droit ?
> Je vois plutôt la mort comme la fin de mes épreuves, de ma douleur.
> Pourquoi ma famille et mes amis n'y voient-ils pas le même avantage ?
> Les médecins, les infirmières, la famille, les amis, me disent que la chimio est une bénédiction.
> Si c'est vrai, pourquoi ne s'allongent-ils pas à ma place pour se faire injecter ces maudites drogues ?

Lors de notre première rencontre, j'ai suggéré à David de demander à ses amis s'ils étaient prêts à donner une partie de leur moelle osseuse pour qu'on la lui greffe. Alors, ceux-ci ont commencé à comprendre. Je lui ai aussi conseillé de dire à sa famille que, parmi les quatre raisons citées, la seule valable était de vivre pour soi-même. Ainsi David pourrait-il continuer à les aimer tous. Mais on ne se soumet pas à des traitements souvent très pénibles pour faire plaisir à son père, sa mère ou sa sœur. Tous ont changé d'avis. Et ce sont eux qui m'ont envoyé le poème.

C'est de votre vie qu'il s'agit. Vous avez le droit de dire non. Vous avez le droit d'aller consulter seize médecins différents. Vous n'avez aucune obligation. Si, comme la plupart des gens, vous aimez la vie, vous ne négligerez aucun moyen médical, ou autre, susceptible de vous aider à guérir. Cela peut impliquer de se tourner un peu plus vers le spirituel ; cela signifie aussi que vous, votre famille et votre médecin exploiterez toutes les solutions médicales possibles.

Un étudiant m'a envoyé la reproduction d'un tableau intitulé *La Consultation* et signé Harry Anderson. On y voit un patient allongé. D'un côté du lit se tient une infirmière, des médicaments à la main ; de l'autre, un médecin est debout en train de réfléchir. Enfin, à la tête du lit, un homme au visage pensif appuie sa tête contre celle du patient. Faites votre profit de tout dans ce tableau : vous, le médecin, l'infirmière, les médicaments et la force spirituelle, autant d'éléments pouvant jouer un rôle positif dans le processus de guérison.

Comment savoir si le traitement est le bon ? A mon avis, plusieurs facteurs sont à prendre en compte. Y compris votre intuition. Je demande parfois à certains malades de se dessiner en train de subir différents traitements contre le cancer : opération, chimiothérapie, radiothérapie, régime alimentaire, etc. Le résultat peut être tout à fait révélateur de la manière dont chaque thérapie est perçue par le malade, comme un bienfait ou comme un fardeau. Un jour, un homme a dessiné sa cuisine. Tous les personnages représentés marchaient sur la tête. Lorsque je lui ai demandé pourquoi, il m'a répondu : « Je suis un régime macrobiotique pour soigner mon cancer, mais j'ai horreur de cette alimentation et ma femme déteste la préparer. Quant aux enfants, ils fichent le camp à l'heure du repas. Je préfère encore la chimio. – Bon, dans ce cas, lui ai-je dit, reprenez la chimiothérapie. »

J'aurai l'occasion de parler plus longuement des rêves, car il est clair que, lorsqu'il s'agit de choisir un traitement, ceux-ci peuvent nous aider.

Quels sont vos rêves ? Notez-les. Une femme qui se demandait si elle allait ou non suivre une chimiothérapie m'a raconté un de ses rêves où apparaissait son fils mort depuis plusieurs années, emporté par un cancer. Elle se voyait avec son mari dans un vieil hôtel énorme et sombre, puis subitement elle se retrouvait dans une aile récente du même bâtiment avec son fils. Celui-ci lui faisait visiter les lieux. Tout n'était que lumière et beauté. Tandis qu'ils gravissaient un escalier extérieur, elle songeait que c'était là qu'elle devait rester, dans cette annexe moderne de l'hôtel. Alors elle a pensé à son mari et, confusément, elle a senti qu'il ne pourrait la rejoindre en cet endroit. Soudain, son fils disparaissait et elle se retrouvait à l'extérieur des bâtiments, ne sachant comment rejoindre son mari. C'est à ce moment-là qu'elle s'est réveillée. Le message était clair : elle avait choisi la chimiothérapie. Elle avait choisi ce qui, selon elle, lui rendrait la vie.

Une autre femme encore raconte un rêve : elle se trouve en bas d'un bâtiment face à l'ascenseur et l'escalier, se demandant lequel emprunter pour monter. Finalement, elle décide que l'escalier est préférable. Lorsque nous avons analysé ce rêve ensemble, elle en a conclu que sa guérison reposait sur elle, sur les efforts personnels qu'elle entreprendrait, plutôt que sur des moyens mécaniques.

Voici une question que l'on me pose souvent : « Comment surmonter la terreur et le stress des examens et des traitements à venir ? » Je réponds : « Si vous êtes angoissé par cette question, appelez mon répondeur, vous y trouverez un message pour vous aider. La bande enregistrée vous dira : " Si votre problème concerne le mariage, appuyez sur le chiffre 1 ; la chimiothérapie, 2 ; la radiothérapie, 3 ; la chirurgie, 4 ; les rapports humains, 5. " Vous pressez le bouton indiqué et vous dites, par exemple : " J'hésite à suivre une chimiothérapie. " La machine vous répondra : " Si cela vous pèse, ne le faites pas. " Vous rétorquerez : " Mais il y a des choses qui me font peur ; le médecin dit que, si je refuse ce traitement, je risque la mort. " La machine : " Dans ce cas, suivez une chimiothérapie. " Réponse de votre part : " Oui, mais il y a de nombreux effets secondaires. " La machine, de nouveau : " Alors refusez. " Après le quatrième ou cinquième va-et-vient de ce genre, vous en rirez et vous finirez par vous dire : " J'ai l'impression que la décision m'appartient. " Et la machine : " Vous avez raison, c'est à vous de faire le choix. " »

Un examen médical vous procure des informations. En vous y soumettant, vous n'abandonnez en rien votre pouvoir ; vous rassemblez des éléments de réflexion. Dans cette optique, l'examen devient bien moins effrayant. Je sais qu'en certaines occasions l'information n'est pas précisément celle que vous auriez voulu entendre. Un cancer peut récidiver, un électrocardiogramme révéler une maladie de cœur, un examen sanguin déceler un taux anormal de cholestérol ou des problèmes hépatiques. Mais alors la question devient : « Que faire, maintenant que je sais ? Maintenant que l'on m'a placé devant mes responsabilités, quel doit être mon choix ? »

Lorsque les gens me demandent conseil au moment de prendre leur décision, je leur pose la question suivante : « Si vous faites tel ou tel choix et si votre cancer récidive, quelle sera votre réaction ? » Ils me répondent : « Je serai furieux contre moi-même. – Alors, leur dis-je, faites tout ce qu'il faut pour ne pas en arriver là. On peut encore s'accommoder d'être furieux contre quelqu'un d'autre, mais n'oubliez pas que vous vivez avec vous-même. » Il n'y a rien de blâmable à laisser l'intuition jouer le rôle de conseillère à l'heure des choix. Mais, si vous n'êtes pas capable de prendre un parti, appelez donc mon répondeur.

Votre image de vous-même pendant et après le traitement

Je me souviens d'une dame qui hésitait à accepter une mastectomie. Je lui ai demandé de me dessiner deux autoportraits. Sur l'un, elle devait se représenter après l'ablation du sein, sur l'autre, telle qu'elle se voyait si elle l'avait refusée. Les résultats furent fort intéressants. Sur le premier dessin, elle était savamment maquillée et portait des bijoux, comme si elle avait voulu mettre en avant sa féminité et sa sensualité. Sur le second, en revanche, elle s'était représentée sans fard ni parure.

Nous avons examiné ces dessins, puis nous en avons discuté. Cela l'a aidée à exprimer ses sentiments profonds et à prendre la décision correspondant à son désir réel. Lorsqu'on sent que le recours à la chirurgie est le meilleur choix, il ne s'agit plus de mutilation mais de guérison. Oui, votre corps est différent après l'opération, mais il y a aussi une autre manière de le regarder. Je citerai cet homme dont l'épouse avait subi une ablation du sein et qui lui a déclaré : « Maintenant, ma main est plus proche de ton cœur. »

Lorsque les gens se sentent vraiment mutilés après une opération, ils se demandent comment retrouver une sexualité épanouie, comment redevenir désirables et beaux. Une partie de la réponse tient dans l'estime que l'on a de soi-même. Si l'on s'aime suffisamment, on considérera que l'on mérite toujours l'affection de son entourage.

Cheryl Parsons Darnell a écrit un poème intitulé « La géographie de mes cicatrices ». Elle y évoque les modifications de son anatomie après l'ablation d'un sein, et le poème s'achève sur ces vers :

> Ce n'est pas un paysage parfait.
> Pas du genre de ceux qu'on voit sur les cartes postales,

> les calendriers et les brochures touristiques.
> Mais mon mari reste aveugle à ses défauts.
> Et je me vois à travers son regard.
> Celui de l'autochtone ne remarquant pas
> Ces détails qui n'attirent que le seul regard du touriste.

Il faut réfléchir sérieusement à la question de votre identité. Qui êtes-vous ? Etes-vous cette partie du corps que l'on vous a enlevée ? Vous identifiez-vous à elle ? Certaines personnes préfèrent mourir, plutôt que de consentir au sacrifice d'une partie de leur corps. Elles préfèrent nier la réalité du mal qui les ronge, plutôt que d'abandonner un membre ou un organe. Je ne les juge pas, mais je suis désolé pour elles. Je n'aime pas que les gens se laissent guider dans leurs choix par la peur.

Pour ma part, je pense que vous êtes davantage qu'une partie de votre corps. Il y a bien des façons de se sentir sensuelle et désirable. Cela part de l'intérieur de vous-même.

J'ai déjà parlé de Fay, cette femme extraordinaire, originaire de Toronto, et qui a lutté toute sa vie. Elle m'a écrit pour me raconter qu'un jour elle était plongée dans un bain de mousse parfumé en train d'écouter l'une de mes cassettes, quand ses deux filles sont entrées en douce dans la salle de bains :

« Sans un mot, elles ont commencé à me frotter comme je l'avais fait si souvent avec elles, faisant particulièrement attention à l'endroit de la cicatrice laissée par la récente ablation de mon sein. Soudain, comme elle lavait l'autre sein, ma fille Leslie a déclaré : " Tu sais, maman, si on en prend bien soin et si on l'aime, peut-être que ce sein-là ne sera jamais malade. " Alors, évidemment, je me suis mise à pleurer, mes deux filles m'ont entourée de leurs bras et, toutes trempées, elles m'ont dit : " On t'aime, maman, il faut que tu guérisses. Ce serait le plus beau des cadeaux. " Pourquoi est-ce donc toujours aux enfants qu'échoit le rôle d'apprendre aux adultes combien sont précieux la vie et l'amour ? Aujourd'hui, ma fille Tova m'a encore demandé de lui prêter ma prothèse afin de l'emporter à l'école pour sa leçon de choses. »

Après avoir lu cela, je trouve difficile de considérer Fay autrement que comme un tout. Nous sommes davantage que notre corps. Vous pouvez être beau ou belle au regard d'autrui, même s'il vous manque une partie de votre anatomie.

Voilà une chose que j'ai apprise à propos de l'amour : les gens que j'aime sont beaux. Et cela n'a pas de rapport avec leur apparence physique. Pour moi, ils sont beaux, et rien ne peut le changer.

Quand les autres ne vous soutiennent pas

Que se passe-t-il quand votre entourage ne vous procure pas l'affection dont vous avez besoin ? Comment dire à un père, une sœur, un médecin ou un amant qui ne vous soutient pas de changer d'attitude ? Je ne crois pas que vous parveniez à un résultat. Il faudrait que ces personnes soient vraiment peu ordinaires pour modifier leur comportement après une simple discussion. Ce changement suppose un processus lent.

Lorsque vous faites appel à l'aide d'autrui, dites toujours *je*. Parlez de *vos* désirs, de ce que *vous* ressentez. Ne dictez pas aux autres leur conduite, ne les critiquez pas. Ainsi pourront-ils vous venir en aide sans se sentir maladroits ou jugés. S'ils en sont capables, ils sauront être attentifs à vos besoins. Bien entendu, le conseil est aussi valable pour ceux qui n'ont pas de famille et qui doivent se tourner vers d'autres personnes.

Exprimez vos désirs, changez, vous aussi, votre façon de réagir au comportement d'autrui, de manière à adopter une attitude positive quand vous ne rencontrez pas le soutien espéré. Vous pouvez signifier autour de vous que vous voulez cesser d'être un paillasson résigné face à l'égoïsme et à l'indifférence. En changeant vous-même, vous amènerez votre entourage à en faire autant. Vous pouvez, par exemple, expliquer aux autres qu'ils n'ont pas à souffrir de se sentir impuissants. Que vous ne leur demandez pas de guérir votre mal, mais d'être capables d'aimer et d'aider. Que vous souhaitez que l'on vous écoute, ou simplement que l'on vous donne un baiser. Ainsi, ils peuvent se sentir utiles. Une partie des raisons qui poussent les autres à se détacher de vous tient à leur éventuel sentiment d'impuissance. Les choses sont difficiles pour eux, pas seulement pour vous. Vous avez réclamé le droit de dire non, acceptez qu'ils le fassent aussi. Expliquez-leur ce qui vous arrive, ce dont vous avez besoin, et commencez à établir ainsi le dialogue. La communication est essentielle.

Si ceux qui vous entourent sont incapables de vous venir en aide, alors il se peut qu'ils soient aussi inaptes à changer. Dans ce cas, faites-vous une raison. Essayez toutefois d'obtenir ce qu'ils peuvent vous donner : une aide pratique, comme de vous conduire chez le médecin, de passer un coup de téléphone ou de vous accompagner dans les magasins. Au contraire, s'ils vous dépriment, écartez-les purement et simplement. Vous ne les en aimerez pas moins, vous devrez simplement les prier de vous laisser tranquille.

Dans tous les cas, évitez de gaspiller votre énergie dans des conflits inutiles et, si vous ne trouvez pas auprès de votre famille le soutien dont vous avez besoin, cherchez-le ailleurs.

Quelquefois, la meilleure solution pour inciter les autres à modifier certains comportements négatifs est de les imiter. Si, par exemple, quelqu'un vous dit que, à son avis, vous n'avez plus qu'un mois à vivre, répondez-lui qu'à *votre* avis ce serait plutôt une semaine. Il devra rectifier le tir et adopter une attitude plus équilibrée entre réalité et espoir.

Quelle est votre réaction devant les gens qui vous disent : « Oh, je suis sûr que vous serez bientôt sur pied », alors que vous n'en êtes qu'au début d'un long et douloureux traitement ? En faisant ce genre de déclaration, ils attendent de vous que vous affichiez le même optimisme. Ils essaient de nier la réalité et, ce faisant, ils vous rejettent, incapables de supporter vos difficultés. Pour vous, le fait de devoir les rassurer vous fatigue et a pour résultat de vous déprimer davantage. Si quelqu'un me déclarait que j'ai une mine superbe, sans me demander comment je me sens vraiment, je pense que je répondrais : « J'ai peut-être bonne mine, mais je me sens comme si j'allais mourir la semaine prochaine. » Alors il est possible que la personne en face de moi s'interrompe, m'écoute et soit prête à partager mes angoisses et mes problèmes.

J'ai reçu, un jour, la lettre d'une femme qui avait dû se battre contre la maladie durant des années. Au début, son mari avait été pour elle d'un grand soutien, mais récemment il avait décidé de divorcer pour refaire sa vie. Cette femme me demandait comment elle pouvait retrouver l'espoir et l'énergie indispensables à sa guérison.

Ma position, dans un cas pareil, est que si vous avez eu, par le passé, le courage et l'énergie nécessaires, vous pourrez les retrouver. Ne vous accrochez pas à votre douleur ni à la personne qui vous a déçue. Chez nombre de femmes, la peur de se retrouver seules est plus forte encore que la crainte de la maladie elle-même. Ne craignez pas la solitude. Si vous pouvez supporter la maladie, vous pouvez supporter la perte d'un mari. L'amélioration de votre état peut aussi passer par la séparation d'avec celui qui était devenu incapable de vous aider dans vos efforts. Peut-être est-il parti lui-même par crainte de perdre un être cher ?

Cependant, il faut reconnaître que tout changement engendre la crainte de l'instabilité. Vous avez peut-être perdu votre bonne vieille « sécurité », mais je suis absolument convaincu que vous êtes en mesure de faire face. Nous le sommes tous. J'en ai la preuve chaque jour en rencontrant des femmes qui se sont véritablement révélées après avoir eu à affronter des épreuves terribles. Ces femmes sont aujourd'hui heureuses. Elles ont dépassé leurs craintes ; elles ont fait de leur vie un long et passionnant défi. Dans certains cas, leurs enfants disent même : « Maman nous inquiète avec toutes ses activités, le rafting, les réunions politiques... alors qu'autrefois elle craignait de sortir sous la pluie ou de signer un chèque en blanc. »

Découvrez ce dont vous êtes capable. Offrez-vous une seconde naissance. Débarrassez-vous de votre vieille dépouille. Autorisez-vous à vivre. Parce que, si vous le faites en dépendant d'un autre, vous ne vivez pas. La peur n'est pas une attitude saine et elle entretient cette dépendance. Consacrez-vous à vous-même, aimez-vous et aimez les autres. Dévouez-vous à l'amour.

Pas d'incapacité : des capacités

Un homme, qui avait été grièvement blessé lors d'un accident de voiture, se présenta un jour à l'une de nos réunions et nous déclara : « Souvent, en tant qu'handicapé, j'ai constaté que les gens sont mal à l'aise en me regardant. Parfois, ils détournent carrément le regard. Faut-il accepter cette situation ou s'attacher à la changer ? »

Ma réponse est que l'on ne peut pas changer les autres, on peut seulement se changer soi-même. On doit se regarder, non comme un handicapé, mais comme une personne à part entière, bien que certaines parties de votre corps aient pu être affectées par la maladie, amputées ou rendues inertes. Si l'on change l'image que l'on a de soi-même, la façon dont les autres nous regardent en sera aussi modifiée.

Certains, toutefois, ne pourront jamais se défaire de leur attitude de rejet à votre égard. Vous représentez le drame qui pourrait leur arriver un jour et qu'ils se croient incapables d'affronter. C'est pourquoi ils s'écartent de vous. Il faudra simplement vous y faire. C'est leur problème, non le vôtre.

Et puis il y a aussi ceux qui, après un premier mouvement de recul, vous observent très attentivement. Lorsque vous êtes capable de faire face au handicap, vous devenez un exemple à suivre, un facteur de guérison. Je connais des gens qui m'ont délivré de mes craintes parce que soudain, à leur contact, je me suis senti capable de gérer mes angoisses comme ils géraient leur malheur : le tétraplégique qui tient le pinceau dans sa bouche, ou l'aveugle qui ne craint pas de prendre seul un avion, ou bien encore tous ces handicapés, sportifs de haut niveau, qui participent aux Jeux paralympiques. Dans la mesure où ces gens-là ont trouvé leur voie et ne sont plus effrayés par le monde, ils contribuent à me délivrer de mes craintes. Ils me prouvent simplement qu'il n'est pas de malheur que l'être humain ne soit en mesure de surmonter.

Le comportement animal peut aussi nous en apprendre beaucoup. Le Dr Donna Lindner, chirurgien vétérinaire, m'a envoyé une lettre à ce propos, juste avant d'être hospitalisée pour une mastectomie. Voici ce qu'elle m'a écrit :

« Les malades humains ont beaucoup à apprendre du comportement des animaux malades. Les animaux sont tellement résistants à la douleur que je suis sans cesse en admiration devant leur courage. Je peux amputer une patte ou la moitié d'une mâchoire, il ne leur faut pas plus d'un jour ou deux pour essayer de marcher ou de manger à nouveau, ou encore lécher la joue de leur maître. Il semble qu'ils aient de leur mal une représentation meilleure que la nôtre. Ils semblent comprendre intuitivement que la perte d'une partie de leur corps ne les prive pas de l'affection de leurs amis ou de leur famille. Ils paraissent convaincus que les choses les plus simples sont les plus importantes. Tout ce qu'ils réclament, c'est d'être au chaud, nourris, de faire la sieste au soleil, d'aimer et d'être aimés. Le seul besoin que j'ajouterais, peut-être, c'est celui d'accomplir ce pour quoi on est sur terre, ce dont les animaux s'acquittent à merveille, puisqu'ils nous ont été donnés pour aimer et pour être aimés... Et peut-être aussi pour nous apprendre quelques petites choses. »

Je demande souvent aux malades : « Comment allez-vous faire pour continuer à aimer dans ces conditions ? » Un homme m'a aidé à comprendre le jour où il m'a répondu : « En perdant certaines aptitudes, nous en gagnons d'autres. »

Dans un article paru à l'automne 1992, Carol Guion évoque le cas de John McGough, né en 1957, et atteint du syndrome de Down. Contre l'avis général, la mère de John décida de sortir son fils de l'hôpital, convaincue que c'était son devoir de s'occuper de lui. John est un garçon remarquable, plein d'amour pour tous les membres de sa famille (il a six frères et sœurs), chacun ayant pu mesurer son étonnante capacité à partager leurs épreuves à certains moments de leur vie. Voici un des passages les plus marquants de l'article de Carol Guion :

« Au cours d'une discussion sur le sens du mot " retardé ", John nous a donné sa définition à lui : " Si vous ne pouvez pas laisser couler le flot de l'amour, si vous ne pouvez pas communiquer, si vous ne savez pas qui vous êtes, j'appelle cela être retardé. Certains sont seulement un tout petit peu retardés. Alors je peux les aider, parce qu'ils manifestent de la curiosité à mon égard. Ils communiquent avec moi et laissent couler le flot de leur amour. Cet échange peut être bon pour eux. Ils deviennent plus conscients. " »

Et vous, comment vivez-vous votre handicap ? Comment lui donner un caractère positif ? Pour cela, vous devez vous transformer radicalement et modifier votre attitude face à la vie. Si l'image que vous avez de vous-même change, le regard que les autres portent sur vous et les relations que vous avez avec eux se modifieront aussi. N'essayez pas de changer les autres. La seule chose qui les fera évoluer, ce sont leurs propres difficultés, leurs propres souffrances. Rien de ce que vous pourrez dire ou faire ne les transformera, sauf peut-être si vous devenez pour eux un exemple. Si vous portez le flambeau, la lumière, alors peut-être pourrez-vous éclairer leur chemin.

A la découverte du monde intérieur : le corps, l'esprit et l'âme

Les images sont... des ponts que l'on jette vers une rive inconnue.

CARL G. JUNG, *Des rapports entre la psychanalyse et la poésie*

Les symboles ne coulent pas de l'inconscient pour nous dire ce que nous savons déjà, mais pour nous montrer ce qu'il nous reste à apprendre.

ROBERT A. JOHNSON, *Nous*

Quand l'esprit est en difficulté, c'est le corps qui se plaint.

Le Parrain III

Le cinquième point cardinal : vers le noir intérieur

Je ne peux m'empêcher de penser que, si nous pouvions consacrer tout l'argent que nous avons dépensé pour la conquête de l'espace à l'exploration des mondes intérieurs et à une meilleure connaissance de nous-même, la terre serait plus vivable et plus heureuse. J'admire la curiosité dont nous faisons preuve à l'égard du système solaire et de l'univers qui nous entoure, mais j'aimerais bien en apprendre davantage aussi sur nos systèmes internes et ce qui nous habite.

Nombre d'entre nous sont inquiets à l'idée de pénétrer les mondes intérieurs. Cela peut paraître inquiétant en effet, mais je suis persuadé que le fait d'affronter cette inquiétude, cette crainte, est tout simplement l'objet de la vie. J'aime à croire qu'il existe cinq directions vers lesquelles aller : l'est, l'ouest, le nord, le sud, et notre obscurité intérieure.

Cette cinquième direction peut devenir pour nous une source de grand savoir. La guérison est l'œuvre de l'obscurité. Pensez aux cinq points sur un dé. C'est le cinquième, celui du centre, qui constitue la clé. Je m'étonne toujours, au fil de mes visites dans les facultés de médecine et les hôpitaux, d'entendre presque tous les médecins confesser leur ignorance sur ce qui est arrivé à Jung en 1933. En entendant la description d'un rêve fait par un patient, celui-ci a pu établir un diagnostic exact de tumeur au cerveau, sans autre moyen d'investigation. Pourquoi ce savoir n'est-il pas plus répandu ? Pourquoi n'est-il pas enseigné ?

Les rêves sont pourtant une mine d'informations incroyable. Ils peuvent aider à diagnostiquer une affection au même titre, d'ailleurs, que les dessins, et sont susceptibles de transformer la vie des gens. Dans ma pratique de médecin, je pose systématiquement certaines questions aux patients : « A quoi rêvez-vous ? Quelles sont les images qui vous viennent à l'esprit ? » De même, je leur fais tracer des symboles qui contribuent à les mettre sur la voie.

Si nous étions plus ouverts, si les médecins étaient formés à ce genre de technique, ils y trouveraient une aide considérable dans l'établissement de certains diagnostics. Pour ma part, je n'hésite pas à recourir aux rêves et aux dessins pour déceler le mal de mes patients et définir le type de traitement approprié. Je considère que cela fait partie de mon travail, sans exclure pour autant les moyens classiques d'investigation, ceux auxquels j'ai été formé.

Pourquoi est-il si difficile pour les médecins d'accepter l'idée que l'esprit influence le corps, ou plutôt que les deux forment un tout ? Peut-être, tout simplement, parce que, dans les facultés de médecine, on ne vous apprend pas que l'esprit et la pensée sont inséparables du corps. Or, il est vrai que nos pensées et nos croyances influent sur notre corps autant que sur notre psychisme.

De jeunes médecins en cours de thèse m'écrivent parfois pour me faire part de leurs recherches ; leurs travaux mettent souvent en lumière le rôle thérapeutique de l'imagerie mentale et des techniques de relaxation, et leurs effets bénéfiques sur les malades du point de vue physique aussi bien que psychologique. Tous les types de maladies peuvent être concernés par ces méthodes et des résultats très encourageants sont observés chez des malades du sida, des cancéreux, des femmes souffrant de stérilité, etc.

J'ai fait un rêve, récemment, dans lequel je retrouvais mon ancien rôle de chirurgien. J'étais nu et tout le monde me regardait. Je disais : « Qu'avez-vous ? Vous n'avez jamais vu un médecin tout nu ? » J'étais tout à fait à l'aise. L'équipe se démenait pour me trouver une blouse blanche, mais sans y parvenir. Quand je me suis réveillé, j'ai réfléchi à ce rêve ; pour moi, il signifiait que je me dévoilais, que je montrais aux autres mon vrai visage. La nudité ne me faisait pas peur. Le malaise était du côté des autres. Ils n'arrivaient pas à me trouver un vêtement qui me convienne, peut-être parce que, dans une certaine mesure, je sortais du cadre habituel. J'aime à penser que je suis différent, unique.

Images et rêves peuvent contribuer à la guérison du corps

Aux questions : « Avec qui me marier ? » « Quel métier choisir ? » ou « Que se passe-t-il à l'intérieur de mon corps ? », notre inconscient peut répondre pour autant que nous sachions interpréter son langage. Certains symboles sont communs à tous les hommes car ils sont issus de la mythologie universelle et de l'inconscient collectif. D'autres vous sont personnels. C'est à chacun d'en déterminer le sens quand ils font irruption dans sa vie.

Essayer d'interpréter seul ses propres symboles peut se révéler difficile. Il est préférable d'être aidé par quelqu'un qui a suivi une formation et qui est à même de jouer le rôle de guide. Vous pouvez lire des ouvrages sur les rêves, les mythes et les contes de fées. Vous pouvez noter vos rêves pour y déceler peu à peu les images et les schémas qui reviennent le plus souvent. Vous êtes l'expert de vos propres symboles. Laissez-les vous guider.

Quand il est question du choix d'un traitement, les images peuvent vous venir en aide. Je citerai le cas de cette femme qui, après avoir subi une ablation complète du sein à la suite d'un cancer, apprit qu'elle avait des métastases au foie. Une des infirmières lui donna mes livres et mes cassettes. Cette malade m'écrivit pour me raconter les images qui s'étaient imposées à elle, alors qu'elle était allongée sur un canapé, l'esprit complètement vide :

« ... Un groupe de chevaliers en armure, sur des chevaux blancs, dévalaient une colline, combattaient sauvagement et, le cœur plein d'ardeur, remportaient la victoire... L'idée m'est venue que mon corps avait besoin de cette image. Je me souvins que vous racontiez qu'un de vos patients se servait de bulles de savon ; alors, à mon tour, j'ai commencé à visualiser des bulles de savon mais je les remplissais d'aspirateurs, de brosses à récurer, de seaux, de serpillières et de balais, puis j'ai ajouté quelques marteaux et burins pour les cellules cancéreuses particulièrement rétives. »

Peu après, alors qu'on l'admettait à l'hôpital pour une forte fièvre et un taux très bas de globules blancs, ses images changèrent spontanément. Elle ne vit plus qu'un long tube d'où sortaient des bulles. Son chirurgien lui dit par la suite que le taux était remonté à 5 000.

« Il m'expliqua que les globules blancs étaient fabriqués dans l'os. Je l'interrompis tout de suite et je lui dis : “ L'os est comme un long tube ! ” C'était soudain si évident. Mon corps me soufflait à l'oreille que mes globules blancs se reproduisaient à une allure accélérée, et c'était la raison pour laquelle je voyais ces bulles sortant d'un tube. »

Une fois rentrée chez elle, elle continua ses représentations mentales et, plusieurs semaines après, elle fit une autre visite chez le cancérologue :

« Tandis qu'il lisait le résultat de mon dernier scanner en hochant la tête d'un air surpris, je me suis mise à prier en silence. Alors il s'est tourné vers moi et m'a annoncé : " Votre foie est en parfait état. " J'ai remercié le sort, j'ai bondi de joie et presque étouffé le cher brave homme en voulant l'embrasser. Je lui ai dit que je tenais cela pour un miracle dû à deux choses : ma force intérieure... et peut-être aussi la chimio. »

Une femme nommée Ruth Richman m'a écrit qu'elle se plaignait d'une forte douleur au bas-ventre. Elle avait consulté plusieurs médecins qui lui avaient prescrit des antispasmodiques et des traitements hormonaux.

« Je me suis rendu compte que mon corps, lui, savait ce qui se passait. Ce que j'avais de mieux à faire, c'était de l'écouter. Après deux ou trois mois passés à converser avec moi-même, à m'efforcer de rendre mon esprit plus réceptif, j'ai fait un rêve. Je me suis réveillée quatre fois dans la nuit, mais, chaque fois que je me rendormais, je revoyais la même chose. Dans ce rêve, je voyais un homme très gentil, inoffensif, un couteau à la main. Il n'y avait pas la moindre trace de sang sur le couteau. Ce rêve n'avait rien d'horrible. L'homme ne m'attaquait pas, il était simplement devant moi, avec son couteau. Partout où j'allais, il me suivait. Une fois définitivement réveillée, je me suis assise et j'ai pensé à ce rêve curieux. Soudain, l'explication m'est venue : il fallait que j'accepte de me faire opérer et tout se passerait bien.

« J'ai aussitôt demandé rendez-vous à mon gynécologue. Je lui ai expliqué calmement mais fermement que je souhaitais me faire enlever l'ovaire gauche. Après avoir envisagé toutes les autres solutions, nous avons décidé en effet qu'il fallait opérer. Je me suis donc fait enlever la trompe et l'ovaire gauches ainsi que l'utérus. Quand le rapport du laboratoire est arrivé, on a constaté l'existence d'une tumeur bénigne à évolution rapide sur le côté gauche de l'utérus. C'est alors que j'ai compris toute la signification de mon rêve. Avant même l'opération, mon corps, lui, savait tout. Il fallait simplement que je l'écoute. »

Mary Deane-Scalora raconte que, comme elle souffrait d'une forme grave de myasthénie, son médecin lui proposa l'ablation du thymus. Ce à quoi elle répondit : « Le thymus est le jardin où pousse et se développe mon système immunitaire. Je ne crois pas que ce soit une bonne chose pour moi de l'enlever. » Sa maladie se développant, elle devenait de plus en plus faible. Finalement, elle et son mari commencèrent à discuter des différents traitements possibles, tout en espérant que son inconscient, au travers d'un rêve, l'aiderait à faire le bon choix. Elle raconte :

« J'ai fait un rêve la nuit même. J'ai vu mon thymus, il était de couleur grise, avec des excroissances comme des doigts qui poussaient en moi. Le lendemain, sans lui dire ce que j'avais vu, j'ai demandé à mon médecin à quoi ressemblait un thymus normal. Il me l'a décrit. Alors j'ai répondu que le mien n'était pas normal, qu'il fallait l'enlever. »

Après l'opération, quand on eut enlevé à cette patiente les tubes qui l'empêchaient de parler, elle demanda à son chirurgien : « Alors, à quoi ressemblait mon thymus ? » Il a levé une main aux doigts crochetés et lui a répondu : « Comme ça, gris, avec des doigts. » Son rêve était clair : c'était une incitation à choisir l'opération. Son inconscient lui avait signifié que ce traitement-là était le bon, et qu'il ne s'agissait pas d'une mutilation ni d'une agression. Son thymus, en effet, comportait une tumeur maligne.

Les dessins sont aussi des messages

De même que vos rêves sont des messages en provenance de votre inconscient, vos dessins aussi peuvent ouvrir la voie à la guérison. Je sais que je peux communiquer avec n'importe qui dans le monde pourvu que j'aie une boîte de crayons à ma disposition. Après tout, nous partageons les mêmes origines. Mais il est important de comprendre que les images produites doivent nous appartenir en propre. La femme dont j'ai parlé plus haut rêvait de chevaliers. Mais alors que pour elle ceux-ci étaient un symbole positif, pour d'autres ils peuvent représenter le conflit.

Un non-violent peut avoir des difficultés à accepter des représentations où il s'agit de tuer le cancer. Il aura plutôt besoin d'une imagerie non violente et chargée d'amour.

On suggéra à une femme atteinte d'une grosse tumeur cancéreuse d'utiliser le symbole du chien pour caractériser les globules blancs. Mais cette image ne lui plaisait pas. Elle préféra se figurer la tumeur sous la forme d'un bloc de glace. Son traitement, sa spiritualité pénétraient le mal sous la forme d'une chaleur solaire bénéfique. La tumeur a fondu aux trois quarts.

Les enfants aussi se forgent leurs propres images mentales. Certains ne voient pas d'inconvénient à guerroyer contre leur maladie. Ce qui donne des dessins de dragons dévorant leurs cellules cancéreuses, ou d'armées en marche pour les exterminer. J'ai vu des enfants représenter leur maladie dans un grille-pain : ils la font brûler. Il faut laisser chacun s'exprimer de la manière qui lui est propre.

En tant que médecin, je peux apporter des critiques constructives. Un des problèmes que j'ai rencontrés tient au fait que l'on me décrit parfois une certaine image alors que, sur le dessin, c'est tout autre chose qui est représenté. Ainsi, un homme me parlait de centaines de milliers de globules blancs, et d'une centaine de cellules cancéreuses seulement ; en fait, placé devant la feuille, il a dessiné le contraire : des cellules cancéreuses très nombreuses et un seul globule blanc. Il est très important de s'attacher au dessin lui-même.

J'utilise quelquefois le dessin pour aider les familles à comprendre certains concepts ou certaines situations vécues par le malade. Par exemple, je montre à la famille le dessin sur lequel le malade s'est représenté, seul, isolé, ou encore sous la forme d'un squelette dans un cercueil. Alors, la communication devient possible et l'action efficace.

Deux livres peuvent vous aider à interpréter les dessins : celui de Susan Bach, *Life Paints Its Own Span,* et *The Secret World of Drawing* de Gregg Furth.

Susan Bach, psychanalyste à Londres, travaille avec des enfants atteints de maladies graves et les incite à dessiner tout ce qui leur passe par la tête. Ensuite, elle interprète les dessins avec eux en leur demandant de commenter ce qu'ils ont réalisé. Comme moi, elle a remarqué, à travers ces dessins, la conscience aiguë que les enfants ont de leur maladie, l'intuition qu'ils ont de l'efficacité du traitement et de leurs chances de survie – tout cela est lisible sur le papier. Ceux-ci sont parfois même si éloquents qu'il est alors inutile de passer par l'interprétation.

Les travaux de Bach et Furth vous aideront à saisir la signification de certaines couleurs et de la place occupée par les objets sur la page. Vous pourrrez aussi comprendre certaines choses après coup, en conservant vos dessins, en les datant, et en les examinant quelques semaines ou quelques mois plus tard. Parfois, vous observerez une configuration, une couleur, un symbole, une évolution dans la forme des objets qui vous frappera alors qu'initialement vous ne l'aviez pas remarqué. Même avec toute l'expérience que j'ai accumulée dans ce domaine, j'apprends encore de mes propres dessins. Quand l'inconscient est trop fort, il arrive que l'on reste aveugle à ce que l'on a esquissé sur le papier. C'est seulement par un effort intellectuel que l'on peut en saisir toute la signification.

Quand nous opérons un changement intérieur, nos dessins le trahissent. Le Dr Rachel Naomi Remen, un médecin merveilleux, a écrit un article intitulé « L'esprit : une voie pour la guérison ». Elle raconte l'expérience d'un patient qui, suite à une tumeur cancéreuse à la jambe, avait dû se faire amputer sous peine de mourir. Il avait vingt-quatre ans et réagissait avec beaucoup d'amertume et de colère. Il nourrissait un profond sentiment d'injustice et éprouvait de la haine pour les gens bien portants :

« Après avoir travaillé avec ce jeune homme pendant près de deux ans, j'ai senti une amélioration profonde. Il a commencé à " sortir de lui-même ". Il s'est mis à rendre visite à l'hôpital à des gens qui avaient subi, comme lui, une amputation et il en revenait toujours avec des récits merveilleux. Une fois, il a rendu ainsi visite à une jeune femme qui avait à peu près son âge. Il faisait chaud ce jour-là et il était vêtu d'un bermuda, si bien qu'on voyait sa jambe artificielle. Quand il est entré dans la chambre de la jeune femme, celle-ci était pour sa part tellement déprimée, après l'ablation de ses deux seins, qu'elle n'a même pas jeté un regard sur lui, rien, pas la moindre attention. Les infirmières avaient laissé la radio marcher, pensant probablement que cela lui changerait les idées. Alors, dans l'espoir d'attirer enfin l'attention, le jeune homme a enlevé sa jambe artificielle, l'a jetée par terre à grand bruit et s'est mis à danser à travers la pièce sur son unique jambe, claquant des doigts pour marquer le rythme. La jeune femme l'a regardé effarée, puis elle a éclaté de rire et lui a dit : " Eh bien, si toi tu sais danser, moi je peux chanter. "

« A l'issue d'un traitement, on dresse une sorte de bilan : le patient confie ce qui lui a paru le plus important, le médecin en fait autant. C'est ainsi qu'avec le jeune homme j'ai passé en revue l'histoire de ces deux années de thérapie. Ce jour-là, j'ai repris son dossier et j'y ai retrouvé plusieurs dessins qu'il avait réalisés. Je voulais les lui rendre. " Oh, regardez celui-là ! Et cet autre n'est pas mal non plus ", lui ai-je dit tout en feuilletant le dossier. Au début de nos séances, je lui avais demandé de symboliser son corps. Il avait alors représenté un vase, le long duquel courait une fissure qu'il élargissait un peu plus à chaque coup de crayon, tout en serrant les dents de rage. C'était très douloureux, car j'avais l'impression que ce vase ne pourrait jamais retrouver sa fonction première. Il ne contiendrait plus jamais d'eau. C'était l'image qu'il avait de son corps.

« Aujourd'hui, c'est-à-dire deux ans après, je lui ai rendu ce dessin. Il l'a regardé et s'est écrié : “ Ce dessin n'est pas fini. ” Alors j'ai poussé vers lui la boîte de crayons et je lui ai dit : “ Pourquoi ne pas le terminer maintenant ? ” En souriant, il a pris un crayon jaune et, désignant la fameuse fissure, il m'a dit : “ Vous voyez, c'est par là que la lumière passe. ” Et il a en effet dessiné la lumière se frayant un passage vers son corps à travers la fissure. »

Chacun de nous a quelque chose à gagner à utiliser ces techniques. Elles nous confèrent un pouvoir sur nous-même. Elles nous aident à nous transformer parce qu'elles se réfèrent à ce que nous avons de plus intime. J'ai le sentiment que, lorsque nous regardons un de nos dessins et que nous y découvrons quelque chose, c'est comme si une lumière s'allumait soudain. « Voilà ma vérité, mon message à moi », se dit-on. Et cette vérité-là est bien plus facile à accepter que celle qui nous est assenée par une autorité extérieure.

Vos émotions relèvent de la chimie

Le rire, la gaieté peuvent être porteurs d'un message de guérison, d'accomplissement qui se diffuse dans chacune des cellules de votre corps. La honte, la culpabilité, le désespoir sont, au contraire, porteurs de messages destructeurs. Vos émotions relèvent de la chimie. Il est passionnant de penser que certaines idées peuvent produire des changements physiologiques. Lorsque vous êtes heureux, votre corps le sait. Quand, inversement, vous êtes déprimé, quand vous pensez qu'il n'y a plus d'espoir, votre corps le sait aussi. Par corps, j'entends aussi bien votre moelle osseuse que tout votre réseau sanguin ou votre foie. Tous les organes participent à la joie ou à la tristesse. Conscience et savoir parviennent jusqu'à la membrane de la cellule. (Candace Pert, neurophysiologue, a travaillé sur des hormones, les neuropeptides ; elle est, pour sa part, persuadée que le siège de la conscience se trouve dans la membrane de nos cellules.)

On sait que les neuropeptides d'un individu heureux diffèrent de ceux produits par une personne déprimée, en colère ou anxieuse. Notre système nerveux et nos autres systèmes organiques communiquent avec chacune des cellules de notre corps par l'intermédiaire de ces neuropeptides. Notre énergie, notre approche de la vie, le taux des globules blancs que nous produisons, la vitesse de cicatrisation d'une blessure, tous ces phénomènes sont liés.

Francis Hodgson Burnett décrit bien le phénomène dans *Le Jardin secret,* l'un des livres favoris de mon épouse depuis ses années d'école primaire :

« Dès la fin du siècle dernier, on commença à mettre en évidence le fait que les pensées à elles seules peuvent avoir la puissance de piles électriques, pour certaines bénéfique comme la lumière du soleil, pour d'autres funeste comme du poison. Laisser une idée triste ou une mauvaise pensée pénétrer votre esprit représente un danger aussi grand que de laisser votre organisme exposé au virus de la fièvre jaune. Si vous n'y prenez pas garde, une fois que le mal est en vous, il est possible que vous ne puissiez jamais vous en débarrasser. »

Si l'image d'un changement intervenu dans votre corps s'impose à votre esprit (nul besoin de connaître l'anatomie pour produire une image significative), votre corps réagira. Si vous vous représentez un afflux soudain de sang vers votre jambe blessée, alors vous observerez en effet une circulation accrue. Le corps et l'esprit ne sont pas deux entités distinctes, mais ils forment un tout.

En plus de nos émotions, l'esprit et le corps trouvent une voie de communication à travers la visualisation et la méditation. Voilà encore une porte que nous pouvons ouvrir sur l'inconscient, vers le véritable chemin de la guérison.

Que se passe-t-il pendant la méditation ?

Je crois qu'il est important d'interrompre, plusieurs fois par jour, le fil de ses activités pour se livrer à la méditation ou à la représentation mentale. Il s'agit là d'une sorte de pause-guérison, mais peu importe le nom. Je ne vous demande pas de vous livrer à un exercice qui comporte un risque d'échec ou qui ne vous plaît pas. Je ne vous force à rien. Vous pouvez vous laisser guider par une cassette. Vous pouvez vous contenter d'écouter de la musique ou de regarder des fleurs. Mais interrompez-vous vraiment toutes les trois ou quatre heures pour laisser émerger la connaissance intérieure qui est une voie de salut.

A l'issue d'une séance où nous pratiquions la méditation, une femme nous a confié qu'elle avait eu peur : « Pendant la méditation, j'ai fait un voyage à l'intérieur de moi-même et je me suis sentie menacée, triste. Pourquoi ? »

Nombre d'entre nous ont une terrible faculté d'autodissimulation et ne savent pas affronter leurs sentiments. Lorsque nous nous mettons à méditer, à relâcher notre contrôle conscient, c'est comme si le couvercle sautait. Les choses que nous dissimulons rejaillissent à la lumière. Quand cela se produit, les gens s'émeuvent, pleurent même parfois. Ces réactions ne sont pas nécessairement liées à l'émergence d'événements tragiques ou inquiétants, mais au fait que la méditation prédispose au relâchement. Or, nous voulons rester maîtres de nous.

L'idée que nous puissions demeurer vigilants en permanence est une illusion. Nous souffrons encore de choses que nous avons réprimées, enfouies au plus profond de nous. La plupart d'entre nous craignent d'affronter la vérité et d'avoir recours à ce merveilleux outil qu'est l'inconscient, qui est là pour nous guider.

Bobbie a remarqué que les chiffres jouaient un rôle important dans les dessins que réalisaient les participants à nos groupes. Le nombre d'arbres dans un dessin, les chiffres sur lesquels les aiguilles de l'horloge sont arrêtées, le nombre de rayons autour du soleil, voilà une comptabilité qui a pu aider certaines personnes à découvrir ce qu'elles portaient en elles-mêmes. Carl G. Jung disait à ce propos : « Je retombe toujours sur l'énigme du nombre naturel. J'ai le sentiment très net que le nombre est la clé de ce mystère que l'on découvre à mesure qu'on l'invente. Il n'est pas seulement nombre, il est sens. »

Si vous faites partie d'un groupe qui pratique la représentation mentale, souvenez-vous que vous êtes libre de ne pas suivre les suggestions de la personne qui anime ce groupe. Si, par exemple, le thème proposé pour la méditation est lié à la plage, au soleil et au surf et si, dans votre famille, quelqu'un est mort noyé dans les vagues de l'océan, la méditation ne vous sera guère agréable. Il faut que le sujet proposé vous convienne.

Vous avez toujours la possibilité de vous arrêter. Vous n'êtes pas tenu de suivre l'animateur. Vous pouvez ouvrir les yeux ou visualiser quelque chose d'autre. Vos images vous appartiennent.

« Et les gens qui ont des difficultés à visualiser quoi que ce soit, qu'en faites-vous ? Moi, je crois à la verbalisation, au langage. Tout, chez moi, passe par le verbe. La musique m'est agréable mais je n'y vois pas un moyen thérapeutique. Le langage peut-il conduire à la visualisation ? », m'a un jour demandé une femme.

C'est ce qui se passe pour certains dramaturges. Arthur Miller raconte dans une interview que, lorsqu'il écrit une pièce de théâtre, il entend les personnages parler et retranscrit ce qu'ils disent. Si vous êtes plutôt sensible aux mots, vous pouvez choisir un poème, par exemple, et vous le répéter à vous-même. Cela peut aussi vous aider à la relaxation.

Vous pouvez vous parler, parler à votre corps, demander à votre cœur de ralentir un peu ses battements, ou au contraire, par l'autosuggestion, vous représenter l'accélération du rythme cardiaque, et l'obtenir. Il n'est pas nécessaire, pour cela, d'avoir recours à une image. On se contente d'évoquer le processus. Pour les gens dont l'imaginaire est lié au verbe, cela peut être efficace.

Certains d'entre nous possèdent un sens visuel développé ; pour d'autres, ce sera l'ouïe, l'odorat ou encore le toucher. Il faut utiliser ses propres capacités sensorielles. Ne vous mettez pas en situation d'échec en essayant d'utiliser des sens peu développés chez vous ou des techniques qui ne vous conviennent pas. Le simple fait d'analyser le vocabulaire que vous employez spontanément (« je vois », « j'entends bien », etc.) vous permettra de définir à quelle catégorie sensitive vous appartenez.

Si la représentation mentale vous intéresse mais que vous n'y parvenez pas, il peut être utile, pour débloquer certaines zones de l'inconscient, de consulter un thérapeute pratiquant l'analyse des dessins, ou l'hypnose. Ces techniques existent et peuvent s'adapter à votre cas.

Le simple fait de rester immobile peut aussi être une forme de méditation. C'est une chose que j'ai apprise, il y a de nombreuses années, quand je me suis blessé au dos. J'étais impatient de bouger, mais j'ai compris peu à peu que je devais apprendre à rester calme pour guérir. Il m'a fallu considérer l'immobilité comme une activité.

Pour quelques-uns, ce dernier apprentissage peut se révéler le plus difficile. Nous sommes souvent persuadés que ce qui compte, dans la vie, est ce que nous faisons, et non ce que nous sommes ou devenons. Or, en étant simplement nous-mêmes, nous réalisons quelque chose d'important. Rester immobile, à l'écoute de soi-même est une activité. Attendre, se reposer, se laisser guérir est parfois ce qu'il y a de plus intelligent à faire.

La beauté de l'immobilité me rappelle ce passage de la Bible :

« Et voici que Yahvé passe. Un vent très fort secoue les montagnes et brise les rochers par-devant Yahvé ; mais Yahvé n'est pas dans ce vent. Et après le vent, un tremblement de terre ; mais Yahvé n'est pas dans le tremblement de terre. Et après le tremblement de terre, un feu ; mais Yahvé n'est pas dans le feu. Et après le feu, le son d'une brise légère. » (Livre des Rois, XIX, 11-12.)

De grâce, écoutez le son de la brise.

Le pouvoir des symboles

Un homme m'a écrit pour me faire part de son expérience à l'hôpital. On lui avait annoncé une espérance de vie de six mois et conseillé de songer à sa succession. Voilà qui réduisait à néant tout espoir de s'en sortir. Ce pronostic lui avait été assené dans une petite pièce en sous-sol, située dans un bâtiment non loin de l'hôpital où il séjournait. On l'avait ensuite reconduit à sa chambre à travers un long couloir :

« Ce retour à ma chambre est devenu pour moi l'image tangible et parfaitement nette de ma future guérison.

« En quittant le labo, dans la descente, je me trouvais dans le pire état de dépression morale que l'on puisse imaginer. La vie s'effondrait autour de moi. Cependant, comme nous atteignions le point le plus bas du parcours, j'ai regardé devant moi et j'ai réalisé qu'à partir de cet endroit la pente remontait. C'était un détail dérisoire, mais c'était l'étincelle d'espoir, le souffle d'inspiration dont j'avais besoin. J'ai choisi de remonter la pente. J'ai choisi la vie. Alors, malgré une deuxième opération et six semaines de radiothérapie, j'ai compris au fond de mon cœur que j'allais recouvrer la santé. »

Vingt ans après, il va bien.

« Au fond de mon cœur », voilà ce qui est important. Tout commence par cette intime conviction qui se transmet à chacune des cellules de notre corps. Pour que quelque chose arrive, il faut y croire.

Depuis lors, cet homme enseigne les techniques de méditation transcendantale. Il a, par ailleurs, le projet de mettre en place une formation en communication destinée aux médecins. Dans son esprit, les médecins ne sont pas très différents des avocats, des comptables ou des ingénieurs. Ils sont formés à des techniques spécifiques, ils disposent de toute l'information nécessaire à l'exercice de leur profession, mais on ne leur a jamais appris à en faire profiter les autres autour d'eux. Je suis bien d'accord avec lui sur ce point, comme avec le fait que nos mots et nos symboles sont vecteurs de guérison. (Comme nous le verrons, le contraire est tout aussi vrai : on peut détruire quelqu'un en usant de mots et de symboles.)

Judy Hogan m'a écrit une lettre très édifiante au sujet d'un symbole qui, pour elle, revêtait une signification particulière :

« Mon mari et moi avons un petit potager, avec des fraises et des artichauts, du persil, de la rhubarbe, des pommes de terre et des laitues. Un gel hivernal détruisit nos artichauts, qui étaient pourtant magnifiques et, pendant deux ans, nos nouveaux plants ne donnèrent rien. Cette année-là, toutefois, entre l'activité familiale frénétique, le travail et les obligations de la vie courante, nous avons réussi à obtenir des plants plus résistants. L'un d'eux fleurit. J'espérais vraiment qu'il irait à maturité et s'épanouirait comme nos autres cultures.

« Un jour, en septembre dernier, je me suis aperçue que le seul artichaut ayant fleuri dépérissait. Je me suis sentie coupable de m'en être mal occupée. C'était le tout début de l'année scolaire ; j'avais formé le projet de mettre en conserve certains fruits, mais comme j'enseignais dans deux écoles, je n'avais pas un moment à consacrer à des activités extraprofessionnelles.

« Alors, à la hâte, j'ai arraché l'artichaut, je l'ai mis à la poubelle, à ma grande tristesse. Je ne pleurais pas la perte du plant lui-même, mais plutôt le fait que ma vie soit devenue si agitée, si strictement réglée, que je n'avais plus une minute à moi. Quelques années plus tôt, j'aurais sauvé ce plant, j'en suis certaine. Je suis restée là, devant la poubelle, pendant au moins dix minutes, ressassant mon amertume. J'avais le sentiment d'avoir perdu unc partie de moi-même.

« Puis, dans un mélange de colère, de panique et d'espoir, j'ai repris mon artichaut dans l'intention de l'emmener à l'école pour le donner à une collègue et amie qui enseignait le dessin. Je voulais qu'elle le propose comme modèle à ses élèves.

« Le lundi, j'ai donc emporté l'artichaut à l'école. J'étais contente qu'il pût servir. Ses pétales serrés aux couleurs et aux formes si particulières offriraient aux élèves un modèle difficile, intéressant et original sur lequel ils pourraient exercer leur talent. »

Le mercredi, Judy et son amie professeur de dessin allèrent assister à une conférence sur l'art à Portland, où Judy avait, le même jour, rendez-vous chez le médecin. Le lendemain, elle apprenait qu'elle avait un cancer des ovaires et qu'elle devait entrer immédiatement à l'hôpital pour se faire opérer. Quelques jours plus tard, le mari de son amie vint lui apporter l'artichaut magnifiquement épanoui dans une boîte décorée par le professeur de dessin et ses élèves. Quand Judy Hogan vit cela, pour elle, ce fut le signe que, même si les choses semblent perdues, il y a toujours un espoir. Puis elle conclut : « Il était temps pour moi de m'épanouir aussi. »

Aider les autres : c'est toujours possible

J'ai entendu parler des arcs-en-ciel, des étoiles, des jeux de la lumière sur les vagues. J'aimerais bien les voir, c'est vrai. Mais, bien plus que recouvrer la vue, je voudrais que s'ouvrent mes oreilles. La voix d'un ami, la rumeur d'une joyeuse assemblée, les fantaisies de Mozart... La vie sans tout cela est bien plus noire que la nuit d'un aveugle.

HELEN KELLER

Écouter peut guérir

Lorsque nos enfants venaient m'exposer leurs soucis, je leur adressais généralement des réponses toutes faites, sans vraiment prendre le temps de les écouter. Ils me rétorquaient alors : « On ne peut pas compter sur toi. » Mais, les jours où je m'asseyais, où je les écoutais, ils me disaient combien cette aide leur était précieuse. La même chose se produit au sein de nos groupes de thérapie collective. Parfois, je reste assis, sans dire un mot. Les mois passent. Les gens me remercient. Qu'ai-je fait ? Je n'ai pourtant proposé aucune solution, aucun traitement magique. J'ai simplement écouté.

Quand un de vos proches a des difficultés, écoutez-le. Quand vous vous culpabilisez de votre impuissance, écoutez. Quand vous ne savez trop quoi offrir à ceux dont vous avez la charge, écoutez-les. Écoutez sans cesse.

Parfois, je demande aux participants à nos groupes

s'ils préféreraient être aveugles ou sourds. A vous aussi, je vous demande de fermer les yeux et d'imaginer que vous êtes désormais privé de la vue. Ensuite, allumez votre téléviseur. Coupez le son, regardez seulement les images. Il ne s'agit pas de savoir ce qui est meilleur ou pire, de la cécité ou de la surdité, mais simplement de vous faire remarquer que le fait d'être aveugle nous sépare des objets, alors que la surdité nous éloigne des autres.

En exergue de ce chapitre, je cite les paroles d'Helen Keller, sourde et aveugle depuis l'âge de dix-neuf mois. Elle évoque magnifiquement le pouvoir de guérison de l'écoute : « Mais bien plus que recouvrer la vue, je voudrais que s'ouvrent mes oreilles. » Je sais bien que l'on peut apprendre à écouter avec son cœur, mais, de grâce, soyez conscient du pouvoir de l'écoute.

Il m'arrive d'avoir envie de fonder une compagnie aérienne, que j'appellerais *Therapeutic Airlines*, car j'ai remarqué que, en avion, il vous suffit de vous tourner vers votre voisin et de lui dire : « Je suis psychologue, et vous ? » pour que, pendant plusieurs heures, il vous parle de ses problèmes. Ensuite, à la fin du vol, il vous remercie. Les avions de *Therapeutic Airlines* décolleraient d'un petit aérodrome pour un vol de deux heures. Les passagers, des inconnus les uns pour les autres, se raconteraient leur vie pendant le vol et, à l'arrivée, ils se sentiraient bien mieux.

Le monde a besoin des êtres qui savent écouter.

Comment aider un enfant malade

Pensez un instant aux parents d'Helen Keller. A ce que fut leur réaction quand, à dix-neuf mois, leur enfant devint sourde et aveugle. Tous les parents devraient y songer. Qu'êtes-vous prêt à accepter ? Êtes-vous prêt à vous battre ? Si votre enfant a un cancer, le sida, une tumeur au cerveau, une maladie congénitale, êtes-vous prêt à lutter, à refuser le verdict ? Voilà qui est important. Certains parents sont envahis par un sentiment d'échec ou de culpabilité qui peut les empêcher d'agir. C'est une attitude qu'il faut à tout prix essayer de surmonter.

Une mère m'a demandé un jour : « Comment puis-je appliquer vos théories à un enfant de quatre ans ? Comment reprendre votre enseignement et l'adapter à mon niveau ? Vous dites aux gens de reprendre leur vie en main. Mais comment peut-on demander une telle chose à un enfant ? Comment faire que l'attitude de ma fille envers elle-même soit plus positive ? Et comment peut-on savoir si une enfant de quatre ans vit en paix avec elle-même et avec son environnement ? Un enfant de cet âge ne se sent-il pas impuissant ? »

Tout d'abord, laissez-moi vous répondre que les enfants ont été mes plus grands maîtres. Au début de ma carrière, ma spécialité était la chirurgie pédiatrique et les enfants m'ont appris bien des choses par leur comportement ouvert, spontané, franc. Dès lors, j'ai été capable d'aborder le monde adulte dans le même esprit. L'ouverture et l'honnêteté de l'enfance sont toujours en vous. Laissez-les vous guider.

Cette mère pose de nombreuses questions intéressantes et certaines réponses m'ont été soufflées par des parents qui ont trouvé leurs propres solutions. Avant tout, cette femme doit réfléchir seule, ne pas se laisser dépasser et observer simplement ce qui rend sa fille joyeuse. Etape par étape, redonnez à votre enfant de l'assurance. Faites pour lui ce qui est à votre portée, suivez votre intuition et votre spontanéité.

Dans son cabinet, s'il veut faire grimper l'enfant sur la table d'examen, le médecin peut dire : « Attention, on va te hisser sur la table », et l'enfant, bien souvent répondra : « Non. » Mais si le médecin demande : « Tu préfères monter tout seul ou tu veux un coup de main ? », l'enfant se retrouve investi d'une responsabilité. Les enfants les plus malins jetteront un regard au docteur en pensant : « Voilà un gars rusé, je ne répondrai pas, il essaie de m'avoir. » D'autres rétorqueront : « Ça va, je peux monter tout seul. » Ils trouvent là une occasion de montrer ce dont ils sont capables. A l'hôpital, le médecin peut questionner : « Dans quel bras veux-tu que je fasse la piqûre ? » Là encore, l'enfant se sent responsabilisé.

Je connais des parents qui ont accroché un grand tableau au mur de la chambre d'hôpital de leur enfant. Toute personne venant rendre visite ou examiner l'enfant doit au préalable y dessiner quelque chose. D'autres font apposer au visiteur l'empreinte de sa main avec sa signature. Voilà qui constitue évidemment une source de pouvoir pour l'enfant. En effet, en cas de visite, qu'il s'agisse du chef du service de pédiatrie ou de l'interne venu pour lui faire une prise de sang, l'enfant peut répliquer : « Pas question, à moins que tu ne dessines ou que tu n'apposes ton empreinte sur le tableau avec ta signature. » C'est merveilleux de voir le grand professeur perdre soudain son assurance :

« Euh, je ne suis pas un artiste.

– Bon, dans ce cas, tu n'as pas le droit de m'examiner », répond alors l'enfant.

Il devient maître du jeu. Croyez-en mon expérience, l'enfant finit toujours par avoir le dernier mot. Il rentre à la maison avec son tableau couvert de dessins signés par tous ceux qui l'ont entouré.

Votre enfant peut aussi agir à l'exemple de cette femme qui avait institué une sorte de péage, dont le prix était un baiser ou une caresse sur son crâne chauve de quiconque venait l'examiner ou lui faire des soins. Il y a mille façons de se faire « rétribuer » en signes d'affection.

Jouez avec votre enfant. Écrivez-lui une chanson, un poème, dessinez avec lui et, surtout, n'oubliez pas l'humour. Laissez-le se comporter comme un enfant de son âge. Écoutez ce qu'il a à vous dire, afin de savoir ce qu'il ressent. Ne soyez pas effrayé par le mot *cancer*. N'interdisez à personne d'évoquer la maladie, sinon il cesserait lui-même d'en parler, par crainte de vous heurter.

Laissez-le exprimer lui aussi sa créativité, en écrivant, par exemple, un livre pour d'autres enfants cancéreux. Je me souviens que plusieurs infirmières sont venues me voir un jour pour me raconter qu'elles avaient en charge six adolescents très malades et qu'elles ne savaient pas comment s'y prendre pour les soutenir moralement. « Faites écrire à ces jeunes gens un livre destiné à d'autres adolescents dans leur cas et à leurs familles », leur ai-je répondu. Six mois plus tard, ce livre magnifique est devenu une source d'inspiration pour tout le monde, et, j'en suis sûr, il a beaucoup aidé les jeunes qui en sont les auteurs.

Servez-vous de ses dessins pour comprendre la manière dont votre enfant vit sa maladie. Une famille s'est rendue un jour à mon cabinet – le père, la mère et leur fille, une adolescente. La jeune fille avait réalisé un dessin, en rapport avec son traitement, qui la représentait tenant un poignard et disant : « Je vous déteste. » Les mots *chauve, laide, horrible* étaient écrits sur la feuille, accompagnés de flèches pointées vers elle. Dans un coin, on voyait une cellule cancéreuse qui pleurait et appelait à l'aide. Lorsque j'ai demandé à la jeune malade ce qu'elle détestait le plus, elle m'a répondu : « Oh, je déteste les docteurs, ils m'ont rendue laide, chauve, horrible. » Elle nourrissait davantage de sympathie pour le cancer et aurait voulu planter un poignard dans le corps des médecins. Pour ses parents, ce fut une lutte difficile. Comment contraindre une enfant animée d'une telle haine pour les médecins à reprendre le traitement ? Voilà ce que l'on risque si l'on ne parle pas ouvertement de la maladie et si l'on refuse à l'enfant le droit de participer de manière active à son traitement.

Pour l'aider à s'en accommoder, voici quelques suggestions très simples : fixer, par exemple, le lundi comme jour des soins, de manière que l'enfant puisse rencontrer normalement ses amis pendant le week-end. Si le traitement a lieu le vendredi, le malade se sent mal les deux jours suivants.

Souvenez-vous que les enfants sont influençables. Vous pouvez user de ce caractère à des fins thérapeutiques en leur donnant des pilules excitant l'appétit et des lotions favorisant la repousse des cheveux. Tout cela peut contribuer à un changement d'attitude.

Dans le cas de cette adolescente récalcitrante au traitement, il serait sans doute bénéfique qu'elle rencontre d'autres enfants ayant ou ayant eu un cancer. Les enfants sont tout à fait aptes à se soutenir les uns les autres. Facilitez donc leur rencontre.

Rejoignez des organisations qui vous mettront en contact avec d'autres familles. Parlez de vos efforts au médecin. Si, un jour, le médecin annonce : « Pas de chimio aujourd'hui, le taux de globules blancs est trop bas », l'enfant peut demander : « Si on arrête le traitement, est-ce que je vais mourir ? » Alors il vous est possible de lui répondre : « Tu as ton régime alimentaire, tes vitamines, cela aussi fait partie du traitement. »

Comment savoir si un enfant de quatre ans est en

paix ? Demandez-lui de décrire ce qu'il ressent, de raconter ses rêves. Regardez attentivement ses dessins. Si sa maison déborde d'amour, si ses parents eux-mêmes en sont prodigues, alors l'enfant vivra en paix. Enfin, demandez-vous si vous êtes vous-même en paix. Si votre enfant reçoit de l'amour, il trouvera la paix. Un garçon nommé Jason Gaes a écrit un livre magnifique, criblé de touchantes fautes d'orthographe, *Mon livre pour les enfants atteints d'un cancer,* qui a été d'une grande aide pour nombre d'enfants et d'adultes. J'en cite souvent quelques passages lors de nos réunions. Ce jeune patient a fait de sa maladie un don du ciel :

« Mettez sur votre mur une affiche avec ces mots : “ Rien ne peut arriver que nous ne puissions affronter ensemble. ” Après, vous pourrez la lire si, le soir, vous avez peur. Si la peur vient et ne veut pas s'en aller, allez voir votre maman pour qu'elle vous berce, pour qu'elle vous caresse les cheveux...

« Parfois, quand le traitement vous rend malade, vous manquez l'école, mais essayez quand même de faire votre travail, et demandez aux copains de vous aider. Moi, plus tard, je serai docteur pour soigner les enfants qui ont un cancer, parce que je pourrai leur dire ce que ça fait. »

En quelques mots, Jason nous donne ici la plus belle leçon de courage et d'optimisme face à la maladie.

Un autre enfant, Michael Lidington, m'a beaucoup ému. Après qu'un médecin lui eut annoncé qu'il n'y avait plus rien à fairc pour le sauver, Michael déclara à sa mère :

« Moi, je ne serai jamais médecin.

– Pourquoi pas, Michael ? demanda sa mère.

– Parce que je ne veux jamais avoir à dire une chose pareille à un enfant. »

Pendant une période de rémission de son cancer, il a écrit un poème : « J'ai gagné ! »

Le cancer est parti, me voilà libéré ;
J'ai décidé de ne pas franchir la porte.
Je m'en irai seulement quand il sera temps ;
Un jour peut-être ou une nuit.
Mais tant que l'heure n'est pas venue je me battrai.

Ma famille et mes amis m'ont aidé,
Bien souvent se demandant que faire.
Je voudrais tant qu'ils sachent que je ferais de même pour eux,
Qu'ils comprennent qu'ils sont les pierres précieuses de ma vie.

Personne ne comprendra jamais tout à fait
La douleur qui me pousse à écrire ;
Certains le veulent, je le sais,
Mais le pourront-ils un jour ?
En attendant, je suis seul au monde.

Il est temps que ma vie bouge,
Que j'en finisse avec ce mal que j'ai porté en moi si longtemps.
Il est temps pour moi de revivre,
Et de tourner la page.

> Merci à ceux qui ont souffert pour moi ;
> Mais je ne vais pas mourir. (Je vous l'avais bien dit !)
>
> Que ceux qui sont dans la détresse prennent ma main ;
> Je les guiderai à travers ce monde cruel.

J'ai dit à Michael que j'aimais ce poème, mais pas son titre. Car ce qu'il avait gagné, c'étaient sa lutte et son comportement face au cancer, quelle qu'en soit l'issue.

En fait, son cancer a bel et bien récidivé, mais le poème qu'il a écrit pour que son frère le lise à son enterrement contient précisément le message que j'avais alors voulu lui transmettre. Nous le verrons plus loin.

L'amour, je crois, a raison de tous les maux, et l'absence d'amour est la seule vraie maladie. Si vous n'en êtes pas convaincu, parlez avec un malade qui manque d'amour, puis avec un autre qui, à l'inverse, vit entouré de l'affection de ses proches. (Je ne dis pas cela pour insuffler un sentiment de culpabilité, ni pour que l'on se reproche de ne pas aimer suffisamment, je veux simplement faire comprendre ce qu'est la véritable guérison.) L'espoir, le sentiment de dominer les événements, l'amour des parents, tout cela réconforte l'enfant. Si un enfant vit entouré d'amour, il se sent en sécurité parce que rien d'effrayant ne peut lui arriver. Il peut tout affronter, y compris la maladie et la mort. Comme le disait un enfant : « Ma maman était là quand je suis né, elle sera là quand je mourrai. » Imaginez seulement un enfant atteint d'une maladie mortelle, cloué sur son lit d'hôpital avec ses parents autour de lui. Est-ce qu'il va bien ? Est-ce qu'il est soulagé ? Sera-t-il capable de faire face à ce qui peut lui arriver ? Oui, grâce, précisément, à l'amour qui unit cet enfant et sa famille.

Les relations sexuelles quand le partenaire est malade

Comment continuer à faire l'amour quand l'un des partenaires est malade ? Ce qui est primordial, dans l'acte amoureux, ce sont le contact, le toucher – qui affectent toute notre physiologie. Ce n'est pas un hasard si les nouveau-nés prennent plus vite du poids si on les touche et si on les caresse. Ils comprennent qu'ils sont aimés et cela a des répercussions positives sur leur développement. J'ai pu également constater les effets bénéfiques des massages sur des adolescents séjournant en service psychiatrique. Après une séance de massage, ils avaient moins d'angoisse que d'autres patients ne bénéficiant pas de ce traitement.

Les neuropeptides réagissent au toucher. J'interromps souvent mes conférences du soir, qui durent environ deux heures, pour demander aux participants de se mettre debout, puis de masser le cou et les épaules de leur voisin. Ensuite, on inverse les rôles. Souvent des applaudissements fusent après une telle séance. Je demande alors : « Pourquoi applaudissez-vous ? » Eh bien, ce que les gens applaudissent, c'est le fait de se sentir mieux parce qu'ils ont été touchés. Il est désolant que le rôle de ce sens soit si mal compris. Toutefois, on peut noter avec intérêt que l'université de Miami a ouvert un Institut du toucher. Peu à peu, nous en venons au point où la profession de masseur est enfin reconnue comme une profession médicale à part entière. Je pense qu'il est vital, en effet, de comprendre le rôle fondamental du toucher dans nos interactions et dans le processus de guérison.

En ce qui concerne l'activité sexuelle, je vous demanderai tout d'abord comment vous vous sentez dans votre tête et dans votre corps. Mon premier souci sera de vous apprendre à ne pas vous sentir rejeté. Après une ablation du sein ou une opération de la prostate, face à des érections problématiques ou à une sécheresse vaginale, si vous vous sentez laid, peu digne d'amour, privé de certaines capacités, cela aura une incidence sur votre désir.

Si votre partenaire n'a pas envie de faire l'amour, évitez toute attitude de rejet, toute rebuffade. Touchez-le, caressez-le, montrez-lui que vous l'acceptez tel qu'il est, et que ses seules caresses signifient déjà beaucoup pour vous. Il est primordial qu'il ne se sente pas réduit à sa maladie. Une femme me disait : « Je n'ai pas la laideur de ma maladie. » Apprenez à reconnaître ce qui est beau chez votre partenaire, puis caressez-le et laissez monter votre amour. Recherchez les positions les meilleures, questionnez-le (la) sur ce qu'il ou elle préfère ; demandez comment vous comporter, comment aider, de manière à ce que l'autre se sente à l'aise dans son corps et, finalement, pas très différent des gens bien portants. Faire preuve d'amour et d'attention, tels sont les maîtres mots, dans ce domaine aussi.

La personne la plus proche du malade

Parfois, c'est la personne qui prend soin du malade qui se révèle la plus motivée des deux. Si un malade atteint du cancer ne peut, pour des raisons d'incapacité physique ou psychologique, devenir ce que j'appelle un « patient exceptionnel », la personne qui s'occupe de lui doit-elle devenir un « soutien exceptionnel » ?

Le problème n'est pas, selon moi, de savoir qui est exceptionnel et qui ne l'est pas. Il ne serait pas juste de demander davantage au proche sous prétexte que le patient est incapable de faire certaines choses. Le rôle de celui qui prend soin du malade doit rester le même, quelle que soit la combativité de ce dernier. Ce rôle consiste à permettre au patient d'assumer sa maladie, à lui fournir toute l'information dont il a besoin pour faire ses choix, en sachant qu'il deviendra « exceptionnel » s'il a envie de l'être. Le proche doit aussi faire en sorte que ni le patient ni quiconque autour de lui ne se sente en situation d'échec. C'est au malade de gérer son mal, et à personne d'autre.

Dans mon livre *Messages de vie*, je dresse une liste des comportements que vous, soutien principal du malade, devez adopter pour ne pas tomber malade à votre tour. Vous aussi, vous avez besoin d'être soutenu et aidé pour tenir le coup, c'est tout à fait normal. Laissez le patient prendre ses responsabilités face à sa maladie ; vous le verrez changer de comportement à bien des égards. Il prendra en main ses problèmes de santé, alors qu'auparavant il se servait de vous et s'en remettait à vous pour toutes les décisions. Si vous cessez de tout faire à sa place, il faudra bien qu'il s'adapte. Certains malades accueilleront cette situation avec colère au début. Mais, à terme, ils vous remercieront. De plus, écoutez le patient et cessez de vouloir tout assumer, tout contrôler. Laissez-le prendre ses décisions, il se sentira plus fort et votre tâche s'en trouvera facilitée.

N'oubliez pas non plus que vous avez besoin de vous ménager et, pour cela, adoptez une attitude saine face à lui, attitude qui n'exclut ni la colère ni la fatigue. Ne culpabilisez pas si vous vous fâchez. Il m'arrive à moi aussi de ressentir la même chose, d'en vouloir à quelqu'un que j'aime d'être malade, car ma vie, comme la sienne, se trouve perturbée. Et puis, la fatigue peut aussi expliquer une certaine agressivité à l'égard du patient, mais on n'en aime pas moins celui-ci pour autant. Ce que l'on n'aime pas, c'est ce qui arrive, voilà tout.

Parfois, on me demande : « Comment peut-on venir en aide à une personne qui ne le souhaite pas ? » Il est impossible d'aider quelqu'un contre son gré. Cependant, vous pouvez toujours lui manifester votre amour et créer autour de lui un environnement sécurisant afin qu'il soit en mesure d'accepter l'aide que vous lui offrez quand il le jugera nécessaire. En attendant, proposez-lui des livres utiles sur sa maladie. Peut-être ces ouvrages finiront-ils à la poubelle, mais il est essentiel que votre proche ait reçu une nouvelle preuve de votre soutien et de votre disponibilité.

On peut éprouver une grande tristesse à voir quelqu'un que l'on aime et qui souffre refuser de l'aide. Une fois encore, ne jugez pas, n'essayez pas à tout prix de modifier ce comportement. Contentez-vous d'être cette voie de recours vers laquelle l'autre peut toujours se tourner. Exprimez votre tristesse, n'ayez pas peur de pleurer, même devant le malade dont vous avez la charge. Voir les larmes dans vos yeux, ressentir l'amour que vous lui portez peut très bien provoquer un changement d'attitude.

Problèmes pratiques

Les familles peuvent se sentir démunies devant les montagnes de problèmes causés par le cancer : manque d'argent pour payer une aide à domicile, obligation de continuer ses activités habituelles, notamment professionnelles, tout en restant au maximum disponible pour le malade. Ces problèmes ne sont pas facilement solubles ; aussi, je pense que les pouvoirs publics devraient accorder des aides beaucoup plus importantes aux personnes atteintes de maladie grave et à leur famille : un soutien aussi bien financier que matériel.

Tout d'abord, il est impensable de rester seul à s'occuper d'un malade. Mettez vos amis à contribution. Ne craignez pas d'en parler aux autres membres de la famille. Parfois, il sera plus efficace que ce soit le malade lui-même qui réclame de l'aide à d'autres.

Je me souviens de ce travailleur social qui avait écrit à chacun de ses amis : « Je vais avoir besoin de tout le monde. Tous ceux qui reçoivent cette lettre trouveront la liste de ses destinataires ci-dessous. Je voudrais que vous vous réunissiez afin d'établir un tableau de vos disponibilités respectives. Ainsi, je saurai auquel d'entre vous m'adresser quand j'aurai besoin d'une aide quelconque pour mes déplacements, mes visites, mes courses. »

Cet homme a créé, autour de cette lettre, une véritable famille qui se réunit désormais chaque année pour un cocktail.

Ne craignez pas de partager vos malheurs avec les gens que vous rencontrez et n'hésitez pas à accepter leur soutien le cas échéant. N'oubliez pas qu'il existe également toutes sortes d'associations susceptibles de vous mettre en rapport avec des gens confrontés aux mêmes difficultés que vous.

Pour ce qui est des aides matériclles et financières, adressez-vous au bureau d'aide sociale de votre mairie, ainsi qu'aux travailleurs sociaux des hôpitaux. Ne négligez aucune assistance – à domicile, aide au logement, etc. – à laquelle vous pouvez prétendre. Vous ne faites pas la mendicité, vous réclamez ce à quoi vous avez droit. En un mot, ne craignez pas de vous battre.

Pensez toujours à morceler les difficultés que vous rencontrez et à les régler les unes après les autres, voire à vous en servir ; si vous essayez d'affronter tous les problèmes à la fois, vous serez vite noyé.

Rien n'est à jamais impossible

Lorsque je reçois un appel d'une personne me demandant s'il est possible de guérir de la maladie d'Alzheimer, de l'autisme, ou de quelque autre affection, je réponds oui, si je connais ne serait-ce qu'un seul cas de guérison. Sinon, je demande à mon correspondant : « Voulez-vous essayer ? »

On connaît des gens qui se portent plutôt bien malgré un diagnostic de maladie d'Alzheimer. Je sais, par des familles qui ont investi énormément d'attention et d'amour, que certains malades s'en sortent étonnamment bien. Alors, si vous voulez essayer d'inverser le cours de la maladie, n'hésitez pas. Renseignez-vous sur différents traitements médicaux, sur les méthodes nutritionnelles, émotionnelles, psychologiques qui existent, qu'elles soient traditionnelles ou alternatives, et voyez ce que vous pouvez en tirer. Même s'il s'agit seulement d'entretenir l'espoir, cela vaut le coup d'essayer. Si vous ne tentez rien, si vous ne faites rien pour soigner la maladie, la culpabilité vous rappellera à l'ordre. Si le sentiment de culpabilité fait partie de votre nature, alors regardez-le en face et sachez le vaincre par vos seuls efforts, indépendamment du résultat. Tout effort est bon quand il s'agit d'affronter la maladie, peu importe laquelle.

Si vous avez affaire à quelqu'un qui souffre d'une affection cérébrale et dont on vous a affirmé qu'il n'avait aucune chance de guérir, je répète qu'il ne faut se résigner à aucun verdict, aucune condamnation définitive. Gardez toujours la même attitude positive et combative avec le malade, ne renoncez à aucun effort. Les guérisons après des affections cérébrales sont parfois surprenantes. Des gens considérés comme définitivement aveugles ont recouvré la vue. Des gens que l'on pensait paralysés à vie recommencent à marcher. Il est possible de réapprendre ce qui a été oublié, de retrouver certaines capacités perdues.

Si vous partez perdant, si, en cas d'échec, vous devez vous sentir coupable, alors n'essayez pas. En revanche, si vous vous dites : « C'est mon enfant, mon enfant adoré, je vais tout tenter », alors allez-y à fond, ne négligez rien, ne refusez aucun défi et voyez ce que vous obtenez comme résultat !

J'ai reçu la lettre d'une femme dont l'oncle était atteint d'un cancer du pancréas et du foie. Elle avait le sentiment que le médecin l'avait pratiquement « rayé de la liste ». Elle me disait : « J'ai besoin de vous, de savoir quoi faire pour mon oncle Charles. »

Ma réponse fut : « Demandez à votre oncle Charles ce dont il a besoin ou ce qu'il veut. Ne répandez pas dans la famille un sentiment d'échec, mais contentez-vous d'aimer votre oncle, de rester auprès de lui, de le soutenir. Y a-t-il des solutions pour l'oncle Charles ? Evidemment qu'il y en a. La première chose est de lui demander ce que lui-même souhaite. Et pourquoi ne pas le mettre en contact avec d'autres gens qui soient des battants, des survivants, des individus uniques, exceptionnels ? Voilà qui l'aidera à vivre. Cela ne veut pas dire que nous ne soyons pas mortels, ni que l'oncle Charles s'en sortira nécessairement, mais, au moins, avant de mourir, il aura vécu et chacun de ceux qui l'auront entouré gardera de lui un dernier et magnifique cadeau, sera fier de lui, comme il pourra l'être de lui-même. A votre manière, vous aurez tous alors vaincu le cancer. »

Un certain Peter Uhlman nous a écrit, à Bobbie et à moi, pour nous remercier de les avoir aidés, lui et sa femme, à « combattre le cancer » : « Je vous remercie de nous avoir insufflé la connaissance et la force. Grâce à notre humour, nous avons guéri nos vies et, par nos efforts, nous avons vaincu le cancer. »

Comment peut-on vaincre le cancer? Arrêtez-vous et pensez-y un instant. Je crois que la victoire sur la maladie est étroitement liée à notre mode de vie, ce qui, évidemment, ne signifie nullement que nous soyons éternels.

Peter Uhlman continuait ainsi sa lettre : « Les médecins ont renvoyé ma femme à la maison après nous avoir annoncé qu'elle n'en avait plus que pour quelques jours. Nous avons aussitôt plié bagage et nous sommes partis à la recherche d'autres avis médicaux ; entre nous, nous avons appelé cela notre " tournée du cancer 92 ". Nous avons failli faire imprimer des T-shirts. Les jours qui ont suivi ont été particulièrement révélateurs des insuffisances dont font preuve les professions médicales. A un endroit, on nous a dit que nous n'avions pas " la bonne attitude " vis-à-vis du problème, que c'était sérieux, et qu'il n'y avait pas de quoi rire. Un médecin nous a même dit que nous faisions preuve d'une " irrévérence " totale envers la maladie. Nous l'avons pris comme un compliment.

« Comme Diane était de plus en plus mal, nous nous sommes rabattus sur tout ce que nous avions appris chez Bernie. Nous avons rencontré des gens, pris la vie à bras le corps, fait des projets d'avenir, ri, pleuré et rêvé ensemble ; la seule chose que nous avons apprise est que le cancer est une maladie non seulement physique mais aussi métaphorique ; et nous étions bien décidés à ne pas laisser les métastases envahir et détruire notre couple.

« Diane est morte alors que je chantais pour elle

un soir, sept semaines après le funeste diagnostic. Toute ma vie, j'avais eu très peur de la mort. J'avais passé des années à me demander si j'aimais réellement la vie ou si je détestais simplement la mort ; cela fait une sacrée différence. Il a fallu que je dise à ma femme que lâcher prise n'était pas interdit. Certes, je resterai seul sur le pont, mais qu'elle ne s'inquiète pas, je continuerai à payer les impôts, à nourrir le chat, à rendre visite à sa mère. Nous plaisantions encore une heure avant qu'elle ne s'en aille. Dans son dernier acte d'amour, ma femme m'a libéré de cette peur de la mort. Elle m'a donné la paix de l'esprit. »

Ils ont vraiment vaincu le cancer.

« Au service de l'amour » : les métiers qui guérissent

On ne peut pas sauver tous les malades, mais la maladie peut être soulagée par la manière dont le médecin traite son patient. Le médecin, pour sa part, peut trouver son propre salut dans sa façon d'aborder la maladie. Pour cela, il doit tout d'abord redevenir un étudiant : il faut qu'il dissèque le cadavre de son moi professionnel. Il doit comprendre que son silence, sa neutralité ne sont pas choses naturelles. Il est peut-être nécessaire qu'il cède une part de son autorité pour prix de son humanité retrouvée, mais, comme le savaient les vieux médecins de famille autrefois, ce n'est pas une si mauvaise affaire. En apprenant à parler avec ses patients, en se remettant lui-même en question, le médecin peut y retrouver un plus grand amour de son travail. Il a bien peu à perdre et tout à gagner en laissant le malade toucher son cœur.
S'il en est ainsi, le médecin et le malade peuvent partager, comme bien peu le font, l'émerveillement, la terreur et l'exaltation d'avancer sur le fil de la vie, entre naturel et surnaturel.

Anatole Broyard,
Enivré par ma maladie

Changer la formation des médecins

Quand on me demande quelles modifications j'apporterais à la formation des médecins, je songe à un merveilleux tableau, *Le Docteur*, qui se trouve désormais à la Tate Gallery de Londres. Maintenant, arrêtez-vous un instant, et réfléchissez à ce qui suit.

Si je vous demandais de réaliser une peinture intitulée *Le Docteur*, quel en serait le thème ? Nombreux sont les tableaux qui portent ce titre, et pourtant les sujets sont très différents. Celui auquel je fais allusion représente un homme assis dans une alcôve et qui se penche au chevet d'un enfant malade. On n'aperçoit pas d'instruments extraordinaires. Le médecin se contente d'écouter et de compatir alors que les parents se tiennent à l'arrière-plan. L'artiste, sir Luke Fildes, a peint ce tableau en 1891. Il avait vécu un drame terrible, en ayant vu mourir un de ses enfants le jour de Noël.

Le sens du mot « docteur », il le connaissait. Aujourd'hui, si je demandais à un groupe de médecins : « S'il vous plaît, peignez-moi un tableau ayant pour titre *Le Docteur* », on ne verrait probablement que des instruments et des blouses blanches.

Lorsque je montre une reproduction de ce tableau, je demande aux gens de me dire si, à leur avis, son titre est « Trop tard » ou bien « Le Docteur ». Bien entendu, ils perçoivent l'amour qui se dégage de ce tableau, et leur réponse est « Le Docteur ». Je voudrais convaincre les médecins qu'il n'est jamais trop tard et qu'il existe toujours quelqu'un qui a besoin d'être soulagé. Souvenons-nous que la racine du mot « docteur » vient du latin *docere*, qui signifie « instruire ».

A la maison et à mon cabinet, j'ai placé au-dessus de mon bureau des reproductions du tableau de Fildes, afin de me rappeler le médecin que j'aimerais être ; il n'est jamais trop tard pour instruire et soulager les autres.

Naturellement, les médecins et les infirmières ne décident pas froidement de dresser des murs autour d'eux, ni de se comporter comme des méchants. Quand vous assistez à la remise des diplômes de jeunes médecins, vous regardez avec bienveillance ces centaines de jeunes gens impatients d'aider les autres. Le problème, c'est ce qui leur arrive ensuite, dans leur formation pratique et durant les années qui suivent. Les souffrances de la vie, celles des gens qu'ils soignent, les affectent de plus en plus.

Ils refrènent leur sensibilité, on ne leur a pas cnseigné comment faire autrement. Il faut que les écoles de médecine apprennent aux futurs médecins combien il est important d'exprimer leurs sentiments et de partager leurs difficultés avec leurs confrères, lors de rencontres et de réunions dans lesquelles chacun puisse faire part aux autres de sa souffrance.

Selon moi, c'est leur formation qui est mauvaise, non les médecins eux-mêmes. Lorsque les étudiants participent à des formations spécifiques, on ne leur donne pas les bases ni les connaissances nécessaires pour éviter de dépersonnaliser le malade. Une partie de la responsabilité en incombe évidemment à ceux qui ont en charge leur formation et n'ont pas résolu cette question pour eux-mêmes. Mais, à moins que nous exhortions les étudiants et les patients à réagir, à réclamer ce dont ils ont besoin, le changement ne s'opérera que lentement. Ce que l'on risque de voir, avec le système actuel, ce sont d'excellents médecins décidés à abandonner leur métier, ou encore désireux de choisir avec circonspection une spécialité qui leur permettra de se protéger. S'ils devaient recommencer, la plupart des médecins ne se dirigeraient pour rien au monde vers cette profession, et rares sont ceux qui encouragent leurs enfants à suivre leur voie. D'autres deviennent tellement spécialisés que la qualité de leurs soins peut en être affectée, qu'ils perdent le contact avec les malades – un contact qui menace leur confort et peut les amener à se remettre en question.

Il y a bien des manières dont je souhaiterais voir « humaniser » la formation médicale. Je mettrais l'accent, par exemple, sur la nécessité de faire l'expérience du monde de la maladie. J'aimerais voir chaque médecin entrer anonymement dans un hôpital avec un diagnostic de maladie mortelle. Il ou elle resterait dans le service pendant une semaine et pourrait juger de la manière dont sont vraiment traités les patients. Je voudrais qu'une telle expérience fasse des médecins autre chose que des « touristes » face à la maladie. Ainsi, ils deviendraient capables de dire au patient : « Je comprends un peu ce que vous vivez en ce moment, j'en ai fait l'expérience moi aussi. »

Les patients en tant que tels feraient l'objet d'une partie de la formation. Les médecins apprendraient qu'ils traitent des malades, pas seulement des maladies, et que les cas ne se résument pas à ce que l'on en apprend dans les manuels. Je présenterais des malades aux futurs médecins dès leur première semaine d'études. Ces derniers n'auraient pas sous les yeux simplement un cas d'école ou un cadavre, mais un être vivant. J'encouragerais les patients à leur dire : « Je suis là, j'existe, et je voudrais que vous sachiez ce que c'est qu'être malade. Je voudrais que vous sachiez pourquoi vous étudiez tout ça. »

Les étudiants en médecine et les médecins personnellement touchés par le cancer, le sida ou toute autre maladie à pronostic fatal, devraient discuter avec leurs futurs confrères ; ce serait très formateur pour ces derniers. Les médecins devraient apprendre à décrypter les rêves et les dessins, être informés des travaux de Jung et de bien d'autres qui vont dans le même sens : celui de la connaissance du patient. Je ferais en sorte que des nonagénaires viennent faire des conférences, afin que les futurs médecins comprennent mieux ce qu'est l'expérience de la vie.

Les médecins devraient participer à des voyages organisés à leur intention sur certains lieux de pèlerinage, comme Lourdes, où se rendent des personnes incurables dans l'attente d'un miracle. Ainsi comprendraient-ils la valeur de l'espoir et de la foi.

Comment redonner espoir ? Comment utiliser la force spitiruelle ? Que vaut une formation de jeune médecin dans de tels lieux ? Eh bien, allez-y ! Et vous comprendez aussitôt que votre présence est précieuse. Quand nous travaillons dans des maisons de repos ou des institutions pour personnes âgées, nous sommes obligés de recentrer notre activité sur le patient lui-même. Nous sommes souvent confrontés à des maladies que nous sommes incapables de soigner ; nous apprenons ainsi à aimer simplement ceux dont nous avons la charge et à affronter l'échec et la culpabilité.

Un médecin chez qui l'on avait décelé une tumeur cancéreuse m'a fait part de son expérience. Lui et sa femme s'étaient mis à prendre des cours de danse de salon et on les a même sollicités pour participer à un spectacle. Ils ont participé aussi à un groupe local de soutien pour personnes atteintes du cancer et se sont inscrits à un cours de dessin. Cet homme a alors commencé à vivre. Mais il raconte encore que les autres médecins, ses confrères, avaient tendance à l'éviter – un seul d'entre eux lui a rendu visite après son opération. Les visites à titre personnel ne sont pas leur fort car, conscients de leur vulnérabilité, les médecins craignent leurs sentiments. Derrière un bureau, on est à l'abri. Alors, messieurs les médecins, poussez plutôt votre bureau contre le mur et adoptez une attitude ouverte vis-à-vis de vos patients !

J'apprendrais aussi aux médecins à communiquer. Comment annoncer aux patients qu'ils sont atteints d'un cancer ou du sida, sans pour autant réduire à néant tous leurs espoirs ? Comment les aider à ne pas perdre pied ? Les décharges, les protocoles que nous leur demandons de signer sont autant d'éléments destructeurs. Personne ne nous a appris à nous adresser aux malades de manière à neutraliser les effets négatifs que pourraient avoir nos paroles.

Je me souviens que, à l'époque où il allait au collège, mon fils Stephen avait peint un tableau intéressant, composé avec le mot *words* répété successivement. Si l'on écrit *words* plusieurs fois sans laisser d'espace entre chaque mot, on obtient *wordswordswords...* Un nouveau mot va apparaître : *swords* [1]. Au centre de son tableau Stephen avait écrit : « Ça ne veut rien dire. » En fait, ce tableau signifiait que les mots ont un pouvoir

1. En anglais, *words* signifie « mots » et *swords* « épées ». (*N.d.T.*)

incroyablement destructeur. Chaque mot cache une épée.

Les médecins doivent apprendre que certains mots (ou épées) – comme poison, explosion, attaque, meurtre, agression, insulte – sont meurtriers, que ce soit sur un plan conscient ou inconscient. Bobbie et moi avons écrit un article intitulé *Guerre et Paix* pour souligner à quel point les médecins, dans leurs rapports avec la maladie, ont tendance à employer un vocabulaire guerrier.

Il n'y a donc pas que les traitements et la chirurgie qui aient des effets sur la maladie. Les mots aussi peuvent soigner, ou tuer. Lors d'une rencontre avec Norman Cousins, je me souviens de l'avoir entendu employer, à propos de certains médecins, le terme de « pratique psychologique erronée ». Le psychiatre Milton Erikson utilisait quant à lui le terme de « maladie iatrogène » pour désigner une maladie provoquée par le traitement médical ou le médecin lui-même. Ce dernier, en effet, a le pouvoir d'écourter la vie d'un malade par la seule utilisation de termes capables d'anéantir tout espoir.

Dès les deux premières années d'études, les futurs médecins devraient apprendre à parler avec les malades et à les écouter exposer leurs craintes et leurs angoisses. C'est tout aussi fondamental que la formation théorique. Si ce type d'apprentissage se généralise, il deviendra possible pour nous, médecins, de parler de nos problèmes et de prendre conscience que nous ne sommes pas en situation de faiblesse. A la faculté de médecine, on nous apprend qu'il existe des « cas difficiles » et des « cas simples », les traitements lourds et la médecine douce. Alors, lequel d'entre vous se propose pour la médecine douce ? Les cas simples relèvent de tout ce qui concerne la vie des gens. Apprendre à s'occuper des gens n'est pas sans intérêt, même si cela ne fait pas l'objet d'examens. Faire en sorte qu'un malade retrouve la paix de l'esprit, qu'un autre quitte l'hôpital plus tôt que prévu parce qu'il a guéri plus vite, sont autant de succès qui ne sont pas sanctionnés par un diplôme.

Un médecin de l'université d'Irvine, en Californie, a organisé une série de cours sur le thème « La médecine douce et le soin dû au malade ». En tant que chirurgien orthopédique au Viêt-nam, il avait soigné la jambe d'un soldat fracturée lors d'un crash en hélicoptère. Il l'avait plâtré, mais l'homme souffrait terriblement. Alors il en a enlevé le plâtre, pensant qu'il avait été mal posé, mais la douleur persista. Tout en manipulant la jambe, il parlait avec le jeune homme ; celui-ci révéla qu'il venait en fait de perdre tous ses compagnons dans le crash et se sentait coupable d'être le seul survivant. Quand il eut fini de raconter son histoire au médecin, la douleur s'était envolée. Ce chirurgien est rentré du Viêt-nam convaincu qu'une grande part de la souffrance des gens est liée à ce qu'ils ressentent sur le plan émotionnel. Il a commencé alors à enseigner à la faculté de médecine pour aider les étudiants à comprendre que derrière la notion de

« médecine douce », se cache en réalité une mine de connaissances sur la douleur et la guérison.

Aujourd'hui, j'observe des changements qui me remplissent d'espoir. En relisant les brochures éditées par l'Association américaine contre le cancer dans les années 80, je constate que l'on parlait beaucoup de maladie, mais jamais des malades auxquels on expliquait qu'ils devaient se méfier des guérisons dites « autoprovoquées », parce que leur efficacité n'avait pas été prouvée scientifiquement. Mais ce type de guérison est le seul que je connaisse. Aussi ai-je envoyé à l'Association américaine des chirurgiens une lettre à propos de leur serment, qui comporte cette phrase : « Je traiterai le cas de mes malades comme j'aimerais que le mien fût traité si j'étais placé dans la même position. » Personnellement, je ne veux pas être traité comme un cas. Je veux être aimé, je veux que l'on se soucie de moi. Je précise que l'on a répondu à ma lettre et que l'on m'a même incité à écrire un article. Toutefois, deux mois après, on ne l'a toujours pas publié. L'Association américaine contre le cancer se montre désormais favorable à la formation psychosociale des médecins et des infirmières, formation qu'elle méprisait il y a quelques années.

Je pense vraiment que l'attitude des médecins est aujourd'hui beaucoup plus ouverte vis-à-vis de ces questions. Je reçois de plus en plus d'appels de facultés de médecine, d'hôpitaux et d'associations médicales me demandant de venir faire une conférence. Des médecins qui, il y a dix ou quinze ans, s'étonnaient de me voir invité dans leurs établissements me présentent désormais à leur entourage. Ils commencent enfin à comprendre leur propre souffrance et celle de leurs patients.

Matt Mumber, un de nos amis aujourd'hui cancérologue et radiothérapeute, a formé un groupe de travail nommé GEMS (Groupe d'étudiants en médecine exceptionnels) au sein de la faculté de médecine de Virginie. Au début, les étudiants se sont demandé qui allait être admis à en faire partie. Seraient-ce les meilleurs élèves ? Mais Matt a précisé tout de suite que le droit d'appartenir ou non à ce groupe dépendait de la faculté du candidat à s'émouvoir, à aimer, à soulager. Ce groupe constitue désormais un organisme reconnu dans la formation extra-universitaire. Les étudiants s'y rencontrent régulièrement pour aborder les sujets que je viens d'évoquer.

Le guérisseur blessé

Dans un essai intitulé *La Dimension psycho-religieuse des guérisseurs blessés*, le Dr James Knight évoque une pièce de Thornton Wilder, *L'Ange qui troublait les eaux*. Dans cette pièce, un médecin se rend régulièrement à la fontaine de Bethesda ; la légende veut que la guérison intervienne dès qu'un ange en trouble les eaux.

L'auteur nous raconte que ce médecin « [...] attend, dans l'espoir d'être le premier à entrer dans la fontaine quand l'ange arrivera pour le guérir de sa mélancolie et de ses remords. L'ange apparaît, mais empêche le médecin d'avancer alors qu'il était sur le point d'entrer dans l'eau et de connaître la guérison... Le médecin le supplie, mais l'ange lui précise que le soulagement n'est pas pour lui. Et il s'adresse à lui en ces termes :

" Sans ta blessure, où serait ton pouvoir ? C'est ta mélancolie qui a rendu ta voix grave capable de toucher et de faire trembler le cœur des hommes. Même les anges ne peuvent pas toucher le cœur des malheureux, des misérables enfants de la terre comme peut le faire un seul être humain que la vie a brisé. Au service de l'amour, seuls peuvent combattre les soldats blessés. "

Plus tard, la personne guérie par les eaux de la fontaine se réjouit de son sort et, avant de quitter les lieux, se tourne vers le médecin en lui disant : " Venez avec moi juste pour une heure, venez dans ma maison, mon fils est perdu là-bas dans de noires pensées. Je ne comprends pas ce qu'il a et je crois que vous seul avez déjà réussi à le tirer de cette humeur maussade. Juste une heure... Quant à ma fille, depuis la mort de son enfant, elle reste là, assise dans l'obscurité, elle ne nous écoute pas, vous seul pouvez la raisonner. »

Grâce à ma propre souffrance, je suis devenu plus sensible à celle des autres. Ce sont mes blessures qui m'ont conduit à organiser des groupes de thérapie collective. Et si j'écris ce livre, c'est à cause de cette femme, assise près de moi lors d'une réunion, qui était, elle aussi, en difficulté. Nous avions besoin l'un et l'autre de savoir comment vivre. Les médecins ont besoin de se pencher sur leurs propres blessures autant que sur celles des autres. Dans le processus de guérison, nous pouvons nous aider réciproquement. De grâce, ne cachez pas vos blessures.

Le médecin et son patient

A l'origine, la médecine comportait trois fonctions : prêcher, enseigner, soulager. Quand je dis prêcher, je veux parler de l'aide que les médecins apportaient aux malades pour trouver une force intérieure spirituelle. Ils soulageaient les vies et guérissaient des maladies du même coup. Ensuite, avec le temps, les prêtres se sont approprié cette première fonction, les professeurs la deuxième, les médecins la troisième. Je crois qu'il est indispensable que nous réunissions de nouveau ces trois fonctions, car chacun de ses représentants souffre de se voir limité dans son champ d'action.

Dans la religion juive, on trouve une interprétation du traitement de la maladie qui exclut le sentiment de culpabilité. Le philosophe et médecin juif Maïmonide disait que le droit d'intervenir dans le processus de la maladie trouve son fondement dans le commandement du Deutéronome qui ordonne de retrouver les objets perdus. Cette idée apparaît plus d'une fois dans la Bible, comme l'écrit le rabbin David Feldman dans son livre *La Santé et la Médecine dans la tradition juive*.

« Si vous trouvez un livre, de l'argent, un fruit, un objet qui appartient à quelqu'un d'autre, vous ne devez pas vous contenter d'attendre que son propriétaire vienne le chercher. Vous devez annoncer votre trouvaille, être actif, prendre les devants, aller sur la place du marché et dire : " J'ai trouvé un objet perdu et j'invite quiconque saura le reconnaître à venir le chercher. " Maïmonide disait que, pour guérir, le médecin devait s'inspirer de la même idée : il est celui qui redonne la santé perdue. Si quelqu'un a perdu la santé, le médecin, les infirmières et l'équipe médicale compétente sont en mesure de l'aider à la retrouver et sont, par conséquent, dans l'obligation de le faire. »

Voilà la manière la plus saine et la plus humaine de concevoir la maladie. Ce qui exclut, en effet, toute idée que la maladie vous a été infligée pour expier une faute quelconque.

Le Dr Deepak Chopra, médecin et écrivain, évoque dans son livre, *Le Retour du Rishi : un médecin en quête de l'ultime guérison*, une de ses expériences de jeune interne. On l'avait appelé pour constater la mort d'un homme et établir le certificat de décès. La famille était là ; tout s'était passé normalement sur le plan médical, nous précise-t-il, mais l'atmosphère était terriblement malsaine :

« Toutes sortes de machines entouraient le malade, mais la famille, elle, attendait dehors. Cela m'a semblé singulier. En Inde, c'est la famille qui entoure le malade, et il n'y a de machines nulle part. »

Deepak Chopra continue en remarquant que nombreux sont ceux qui pensent que le système médical aux Etats-Unis aurait besoin d'être amélioré, voire entièrement modifié. Après deux années de pratique, il croyait avoir compris que ce système consistait en des milliers d'hôpitaux et des centaines de milliers de médecins. Mais il poursuit : « Si vous en revenez à la cellule de base, le système médical se compose juste d'un médecin et d'un malade, deux personnes, pas plus. Et ils ont besoin d'entretenir un rapport personnel, le médecin jouant son rôle et le patient le sien. Si le rapport fonctionne bien, il en résulte une bonne pratique de la médecine. Si le rapport fonctionne mal, les problèmes commencent. »

Le Dr Chopra évoque ensuite sa propre réaction devant un patient : « Nous étions tous les deux embarrassés par des émotions qui se situent au-delà de la personnalité. Nous étions gênés par l'amour. Le patient occupe dans ma vie une position privilégiée que rien d'autre ne peut expliquer. »

Pour le Dr Chopra, un sentiment profond peut naître dans le seul cas où le médecin accepte totalement d'assumer sa responsabilité. S'il y a, de sa part, la moindre peur de la maladie, le moindre rejet du patient, le moindre recours à l'autoritarisme, alors la médecinc conventionnelle ne peut devenir ce qu'elle devrait être, c'est-à-dire un art. Elle reste un banal commerce : « Je crois de plus en plus que quelque chose de transcendant peut arriver, parce que j'en suis venu à m'identifier totalement à mes patients. Face à eux, je perds la notion de ce qui nous sépare, nous ne faisons plus qu'un. Je peux ressentir leurs souffrances tandis qu'ils me les décrivent. Je peux les comprendre sans les blâmer. Je souhaite qu'ils aillent mieux car alors j'irai mieux moi-même. »

Carl G. Jung a parlé de cette nécessité, pour le médecin, de connaître l'histoire de son patient. Dans *Souvenirs, rêves et pensées*, il écrivait : « Les diagnostics cliniques sont importants parce qu'ils fournissent au médecin une certaine orientation ; mais ils n'aident nullement le patient. Le point capital, c'est son histoire. C'est seulement après avoir pris connaissance du passé de son malade que le médecin peut commencer à agir efficacement. »

C'est l'histoire du patient qui constitue en quelque sorte sa métaphore. Une métaphore qui permet au médecin de « voir à l'intérieur » de l'individu. Elle l'aide à se frayer en douceur un chemin vers ce qui préoccupe vraiment celui ou celle qui se tient devant lui. En ouvrant ainsi la voie, le médecin pénètre dans cet espace sacré que recèle l'individu. Il ne reste pas en dehors, se contentant de griffonner une ordonnance. Au contraire, tel un compagnon de combat, il entre au cœur de la bataille, dans le temple sacré de l'individu.

Apprendre de ses patients

J'ai commencé à comprendre, il y a plusieurs années, que notre plus grande richesse tient dans ceux dont nous avons la charge. Quand j'étais jeune interne, nombre d'infirmières et de malades m'ont enseigné comment devenir un meilleur médecin. J'imaginais qu'ils faisaient cela pour tout le monde, mais, par la suite, j'ai constaté que ce n'était pas le cas. C'est pourquoi, désormais, je demande aux jeunes médecins : « Est-ce qu'une infirmière ou un malade vous a déjà donné des conseils pour devenir meilleur médecin ? » S'ils me répondent oui, c'est qu'ils ont déjà progressé, cela signifie qu'ils sont ouverts et vulnérables, que les patients osent leur parler, leur poser des questions, voire les critiquer.

De grâce, messieurs les médecins, ouvrez-vous à vos patients. Soyez présents lorsqu'un malade meurt. Soutenez la famille, laissez-la vous soutenir. Prononcez l'éloge funèbre du disparu. Il m'est arrivé de le faire, parce que les gens me l'avaient demandé. Ils souhaitaient que je raconte ce que je savais de la vie et cela m'a obligé à affronter l'idée de ma propre mort. J'ai eu soudain le courage d'être là, parmi eux, et de montrer que j'étais vulnérable. Voici ce que j'aimerais dire à tous les médecins : sachez affronter votre mort, votre propre condition d'être humain ; alors, vos actions vous permettront de devenir un véritable guérisseur.

Une femme m'a un jour écrit de prison pour me raconter qu'on lui avait fait un test de dépistage du sida qui avait révélé sa séropositivité. Elle avait lu mes livres et écouté mes cassettes de méditation, et cela l'avait aidée. Quelques mois plus tard, elle avait demandé à subir un nouveau test. La doctoresse l'avait alors convoquée dans son bureau pour lui dire que les résultats de ce deuxième test n'étaient pas clairs et qu'il fallait en faire un troisième.

« C'est à peine si elle osait m'avouer que le nouveau test était négatif, raconta cette femme, et qu'elle ne pouvait croire une chose pareille. Alors elle m'a fait une nouvelle prise de sang et a envoyé l'échantillon au labo. Une semaine plus tard, elle m'a rappelée pour m'annoncer que ce dernier test était négatif, comme d'ailleurs le deuxième. Nous avons pleuré toutes les deux. Elle m'a dit qu'il y avait deux explications possibles : soit le premier test avait été déclaré positif par erreur, soit il s'était produit un miracle dans ma vie. J'ai choisi de croire au miracle. »

Ce que je veux souligner à propos de cette lettre, c'est que la doctoresse a eu une réaction merveilleuse en se mettant à pleurer avec cette femme, avant de revenir à l'attitude médicale type : « Soit c'était une erreur, soit c'était un miracle. » Pourquoi n'avoir pas dit plutôt : « Peut-être est-ce une erreur, peut-être est-ce un miracle, mais il se peut aussi que vous ayez fait quelque chose que j'aimerais bien analyser. Voulez-vous m'en dire un peu plus ? » La patiente aurait pu lui raconter comment elle avait changé son style de vie et par là même lui enseigner des éléments qui auraient pu profiter à d'autres. Nous autres, médecins, nous disons sans cesse à nos malades des phrases du genre : « Vous avez de la chance. » Ou bien : « C'est un cas de rémission spontanée. » En réalité, nous aurions beaucoup à apprendre de l'expérience de ceux dont l'état s'est amélioré au-delà de toute attente.

Quatre mille cas de ce genre ont été recensés et font l'objet d'une étude qui sera bientôt accessible aux médecins et au public. Regardez aussi ce que Michael Murphy nous laisse entrevoir de l'évolution future du corps humain et de ses potentialités. Dans son livre *L'Avenir du corps humain*, il dresse une liste des phénomènes extraordinaires que les êtres humains sont capables de produire.

J'ai travaillé avec assez de gens pour savoir que notre esprit a conscience de ce qui se passe dans notre corps. Je connais des gens capables d'estimer leur formule sanguine, et qui peuvent la contrôler. Ainsi, certains, lorsqu'un cancérologue leur annonce que leur analyse de sang rend nécessaire une chimiothérapie, répondent : « Non, ma formule sanguine, c'est mon affaire ; si vous voulez qu'elle change, je vais moi-même la faire changer. » Ils quittent le bureau, rentrent à la maison, s'efforcent de rétablir les choses, et ils reviennent voir le cancérologue avec un sang dont la formule a de quoi lui rendre le sourire. Nous devrions être ouverts à l'idée que l'esprit a un pouvoir sur le corps et nous en servir. Les médecins sont probablement les plus difficiles à convaincre, car rien de tout cela ne fait partie de leur formation, ni de leur pratique.

Apprendre de son expérience

Nous pouvons aussi être nos propres professeurs et ne pas tout attendre des autres. Il existe des moments où nous sommes capables de brandir notre propre flambeau. En éclairant notre chemin, nous prodiguons la lumière aux autres, médecins comme malades.

Je voudrais, ici, faire part de la souffrance d'un médecin, une femme consciencieuse, qui m'a écrit : « J'ai commis une erreur de diagnostic et mon patient, semble-t-il, ne s'en sortira pas. Je me suis flanquée une grippe pour me laisser un temps de réflexion et affronter mes sentiments. »

Cette femme possède une pratique de plusieurs années. Elle n'a pas diagnostiqué un cancer du côlon chez un patient, alors qu'elle s'était montrée irréprochable jusque-là et avait fait pratiquer tous les examens. Les symptômes du malade ont été attribués à une irritation de la paroi intestinale jusqu'à ce que l'on s'aperçoive, après d'autres examens, que le foie présentait des métastases. Elle continue :

« Je suis en partie effrayée par la perspective de

retourner au travail, mais il faut que j'y aille demain. Je crains de faire mal à quelqu'un d'autre en commettant une nouvelle erreur ou une négligence. Je suis plus consciente que jamais de l'énorme responsabilité que représente le fait d'être médecin. Et soudain, je me demande si je suis sûre de vouloir l'accepter. Pourtant, quand tout va bien, j'aime mon travail et je pense que c'est une bénédiction d'être en mesure d'aider les autres.

« Mes questions sont les suivantes : comment peut-on vivre après avoir commis des erreurs qui ont coûté la vie à des gens ? Comment arrivez-vous personnellement à affronter ce problème de la responsabilité médicale ? Comment puis-je me pardonner à moi-même et me remettre au travail ? »

Ce livre est peut-être la meilleure réponse que je puisse lui apporter. Je sais également qu'il ne faut pas considérer l'erreur du seul point de vue de l'échec ; elle est aussi la marque de notre appartenance à l'espèce humaine. Naturellement, je reconnais que chaque médecin se doit d'être un bon technicien et de dominer son sujet, son domaine. Mais nous sommes avant tout des hommes et nous avons aussi besoin de savoir nous pardonner lorsque nous ne sommes pas parfaits. Enfin, et surtout, je dirais que la guérison est un processus qui s'installe grâce à la collaboration du médecin et du patient. Si nous admettons que nous sommes tous des êtres humains, nous devons nous pardonner nos erreurs. Mais il ne peut y avoir de pardon si l'on se prend pour Dieu le père et si l'on croit être parfait.

Si cette femme médecin était allée trouver son malade et avait partagé avec lui ce qu'elle a bien voulu me confier, elle aurait grandement contribué à son propre soulagement. Que se serait-il passé si cette lettre avait été plutôt adressée au malade ? J'ose affirmer qu'elle aurait reçu cette réponse : « Allons, docteur, je sais que vous vous faites du souci, je sais que ce qui est arrivé n'est pas de votre faute. Continuez à aider les autres, ne renoncez pas à pratiquer la médecine. Si vous n'aviez pas été consciencieuse, je ne vous aurais pas choisie comme médecin. » Mais, lorsque nous avons peur, lorsque nous baissons les bras, que nous agissons de façon mécanique, que nous privilégions la raison au détriment des sentiments, nous devons faire face à des conflits difficiles à surmonter. Écoutons-nous les uns les autres, partageons nos peines. Alors seulement nous ouvrirons la voie à la guérison.

Un autre médecin m'a demandé : « Comment affrontez-vous, en tant que professionnel de la santé, le problème du chagrin ? Comment restez-vous efficace et utile face à vos patients et à leurs familles, sans vous sentir bouleversé par leurs épreuves ? Comment supportez-vous votre rôle de médecin, avec toute cette souffrance, cette responsabilité, cette culpabilité ? »

Cela ne va pas sans difficulté. Les chirurgiens passent une nuit agitée la veille d'une opération car ils redoutent toujours de n'être pas à la hauteur. Quand des gens meurent entre leurs mains, ils en souffrent. En salle d'opération, lorsqu'ils constatent qu'ils ne peuvent pas enlever la tumeur, ils sont bouleversés. Et, malgré tout, ils finissent par se faire à l'idée qu'ils ont tout de même quelque chose à offrir aux malades : rester près d'eux et leur tenir la main.

Soutenir moralement les gens, les aimer, se soucier d'eux, ne pas les abandonner à leur sort, voilà désormais ce à quoi vous pensez. En retour, vous recevez une immense récompense, l'amour de personnes incroyablement courageuses. Elles vous apprennent à apaiser vos craintes, à juguler vos colères, vos rancœurs. A admettre que les coups durs font partie de la vie.

Robert E. Murphy, un étudiant en troisième année de médecine, a écrit un essai intitulé *Le Premier Jour.* Il y racontait sa première journée dans un service de cardiologie. C'était horrible. Le personnel du service lui disait de s'en aller. Il raconte qu'il se sentait de plus en plus inutile au fur et à mesure que la journée s'écoulait. Il était incapable de répondre aux interrogations – bien différentes des questions à choix multiple que l'on pose en faculté. Les infirmières le poursuivaient sans cesse avec de nouvelles demandes. Il n'eut même pas le temps de déjeuner ce jour-là. Finalement, raconte-t-il, « on m'a dit de piquer monsieur Hunt pour une analyse de ses enzymes cardiaques. Or, j'avais seulement fait trois prises de sang sur mes compagnons de cours à la faculté, et j'en avais d'ailleurs raté une ». Quand, pour ma part, je raconte cette histoire autour de moi, je m'interromps généralement ici pour demander : « Vous ne remarquez rien ? Vous observerez pourtant qu'il *pique* monsieur Hunt, mais qu'il fait une prise de sang à ses condisciples. Il est déjà en train de dépersonnaliser le patient. »

Murphy poursuit son récit : « J'ai palpé une veine qui paraissait convenir sur son bras gauche et j'étais sur le point de piquer là quand cet homme m'a dit : " Normalement, on ne fait pas ça ici. " Même les patients en savaient plus que moi sur la question. »

Grâce aux difficultés qu'il rencontra pour prélever le sang de cet homme, sans d'ailleurs y parvenir, Murphy eut l'occasion de bavarder avec ce malade, d'expliquer pourquoi il se trouvait dans ce service, et de lui préciser la nature des examens que l'on venait lui faire. De sorte que, lorsqu'il a proposé de faire venir l'interne à sa place pour qu'il effectue la prise de sang, monsieur Hunt a rétorqué : « Mais non, allez, recommencez, je sais que vous pouvez y arriver. » Et c'est ce qui s'est passé. Au moment où il allait quitter la chambre, monsieur Hunt lui a demandé : « Vous êtes étudiant, n'est-ce pas ? » Le jeune homme a hoché la tête en avouant à monsieur Hunt qu'il était même son premier malade. Alors le patient a déclaré : « Personne n'est venu s'asseoir ainsi, personne ne m'a dit un seul mot depuis deux jours. Je sais que vous êtes un gars intelligent. Vous êtes drôlement sympathique, vous serez sûrement un bon médecin, ça je peux vous le dire. » Murphy conclut son anecdote par ces mots : « Ce fut un premier jour épatant. »

Je connais des médecins qui prennent le temps de parler avec leurs patients et qui d'ailleurs en sont pénalisés financièrement. Malheureusement, ils sont encore trop rares. En tant que patients, vous devez protester afin de contribuer à changer le système.

De mon côté, j'ai observé qu'il m'arrivait de dire aux malades : « J'ai eu une journée épouvantable. » Des malades en réanimation ou en service de soins intensifs ont, peut-être plus encore que les autres, besoin qu'on leur parle. Je me souviens avec beaucoup d'émotion d'une visite que j'ai faite à une jeune femme âgée de vingt ans à peine. Elle était infirmière. Un cancer généralisé avait gagné ses poumons et elle était en permanence sous respiration artificielle. J'étais allé la voir parce que sa famille me l'avait demandé, mais je n'étais pas certain de pouvoir lui apporter quoi que ce soit. Or, quand je suis entré dans la pièce et qu'elle m'a vu, elle s'est assise sur son séant, a tendu ses bras vers moi et m'a embrassé. Elle m'a réellement fait du bien. A dater de ce jour, je n'ai plus jamais eu peur de rendre visite à aucun malade, parce que je savais désormais quel échange pouvait s'instaurer entre le médecin et son patient. Je savais que nous pouvions souffrir ensemble.

Virginia Schafer, une infirmière qui passe douze heures par jour entre les urgences et l'unité de soins intensifs d'un hôpital, m'a écrit à propos d'une mère dont le fils mourut des suites d'un accident de voiture, et dont j'avais évoqué le cas lors d'une conférence. Lorsque cette mère arriva aux urgences, et malgré ses questions pressantes, l'équipe médicale n'osa pas lui révéler que son fils était en train de mourir. On ne lui permit pas de rester au chevet de son enfant et, quand elle alla s'enquérir auprès du neurochirurgien, celui-ci lui demanda cinquante dollars pour la consultation. Virginia m'expliquait dans sa lettre qu'il est extrêmement difficile d'affronter les parents dans des situations aussi dramatiques :

« Nous ne sommes pas des monstres insensibles qui éloignent une mère de son enfant. Nous sommes simplement des êtres humains s'efforçant de sauver la vie de l'enfant. Dans de tels cas, tandis que nous mettons toutes nos compétences dans la bataille pour la vie, nous affrontons, nous aussi, un traumatisme personnel. J'ai souvent été l'objet de la colère du malade ou des parents parce qu'il n'y avait alors personne d'autre. J'ai aussi un certain don pour compatir à la douleur d'une mère, d'un conjoint, d'un enfant. »

Virginia m'en voulait de n'avoir pas présenté les deux points de vue. Ce que je voudrais souligner ici, c'est qu'elle ressentait toute cette souffrance probablement bien mieux que la plupart des médecins ou des infirmières (faute de quoi, elle n'aurait pas réagi aussi fortement à mon récit) ; pourtant, ce fait n'exclut pas que malades et parents fassent part de leurs exigences. Ecouter et communiquer fait partie de la guérison. Je pense que si l'on s'était soucié de cette mère, si on lui avait expliqué ce que Virginia nous confie dans sa lettre – que nous autres, soignants, souffrons aussi quand nous nous démenons pour sauver un enfant –, elle aurait probablement réagi différemment.

Dans la pièce d'Arthur Miller, *Mort d'un commis voyageur*, Linda, la femme de Willie Loman, déclare à propos de celui-ci : « Ce n'est pas qu'il soit un homme exceptionnel, mais c'est un être humain et ce qui lui arrive est affreux. Alors, il faut faire attention. On ne doit pas le laisser glisser vers la tombe comme un vieux chien. Il faut faire preuve d'attention, de beaucoup d'attention, avec ce genre d'homme. »

Nous autres, médecins, savons-nous écouter, sommes-nous suffisamment attentifs aux besoins d'autrui ? Quand nous pouvons aider des êtres à affronter la mort et à finir leur vie dans la sécurité, nous accomplissons quelque chose de grand. Si, en tant que professionnels de la santé, nous modifions la perception que nous avons de notre rôle, si nous ne sommes pas victimes de notre métier, nous pouvons vraiment devenir ceux qui guérissent, sans pour autant nous consumer.

Rester plein de flamme sans se consumer

Une des manières d'entretenir le feu de la passion consiste à s'impliquer davantage dans son travail. N'essayez pas, messieurs les médecins, de conformer votre attitude à je ne sais quelle notion très personnelle que vous avez de votre rôle. C'est épuisant. Contentez-vous d'être vous-mêmes. Cela signifie qu'il vous faut prendre autant soin de vous-mêmes que de vos patients. Suivez les conseils que vous donnez aux autres. Trouvez autour de vous des gens sur qui vous appuyer. Un médecin m'a écrit une lettre édifiante à propos des pressions auxquelles il était soumis :

« Comment un médecin peut-il concilier la demande d'une présence médicale permanente avec le soin et l'amour qu'il se doit à lui-même ? J'ai craqué. Pourtant, je travaille encore quarante à soixante heures par semaine. Mes rapports avec ma femme, avec ma famille et avec mes malades commencent à s'en ressentir et je suis mal dans ma peau. Comment éviter de me laisser ainsi consumer ? »

Vous et moi, nous pouvons faire en sorte de ne pas être détruits par la vie. Suivons le chemin que nous avons choisi, et cessons d'être victimes. Ecoutons cette voix qui est en nous et qui nous guide.

Une nuit, voilà quelques années, je suis réveillé à 2 heures par un coup de téléphone du service des urgences de l'hôpital. Tout en décrochant, j'entends une voix intérieure me murmurer : « Je ne veux pas aller aux urgences. » Puis, aussitôt, une autre voix vient contredire la première : « Mais vous êtes dans le corps du docteur Siegel, vous devez y aller. » Ces deux voix se sont disputées ainsi un moment. Tant et si bien que je me suis demandé si je n'étais pas soudain en proie à la dépression nerveuse ou à la schizophrénie. Mais elles sont finalement tombées d'accord : elles faisaient toutes deux partie intégrante du Dr Siegel qui devait se rendre à l'hôpital. Cependant, le Dr Siegel devait comprendre que, s'il n'aimait pas qu'on le réveille à 2 heures du matin pour une urgence, il devait cesser d'être le Dr Siegel. J'ai soudain compris que mon choix restait entier. Je n'étais pas victime. Je n'avais aucune raison d'en vouloir au personnel des urgences, ni aux malades. Cette expérience m'a rendu ma liberté en me faisant prendre conscience que j'étais le seul maître à bord. Si le cap ne me plaisait pas, à moi d'en changer.

Réfléchissez aux raisons pour lesquelles vous avez choisi d'être médecin. Il arrive que certains se sentent coincés. Dans ce cas, rien ne les empêche de se dire : « Je n'ai aucune obligation d'exercer ce métier. » Quand vous vous attribuez la liberté de faire autre chose, vous redevenez maître de vos décisions.

Lorsque vous aurez compris que vous n'êtes pas pris au piège, vous cesserez d'en vouloir à ceux qui vous obligent à débarquer en pleine nuit au service des urgences et qui vous volent à votre famille. Il n'est pas possible d'être médecin, parent, mari ou femme, ami, et que sais-je encore, en même temps. Ce sont là des rôles séparés. A vous de déterminer la place que vous leur accordez, à tel ou tel moment. Bien entendu, n'hésitez pas à partager ces réflexions avec votre famille.

J'ai compris, pour ma part, que j'avais choisi d'être chirurgien parce que cela m'offrait la possibilité d'accomplir un certain nombre de choses qui m'intéressaient : aider les gens, satisfaire ma curiosité scientifique, réparer des mécanismes cassés, travailler de mes mains. Le métier de chirurgien réunit tout cela.

Cependant, être médecin n'est pas la seule voie qui me soit offerte. Je peux soigner et aider les gens de mille façons, sans renier aucun aspect de ma personnalité, ni renoncer à mes goûts. Je pourrais, par exemple, faire des sandwiches, les couper, les servir, porter des gants en plastique, exactement comme je le fais en salle d'opération, et me sentir heureux parce que j'aurais accompli une foule de choses que j'adore faire en tant que chirurgien. Il existe donc des métiers bien moins déprimants que je pourrais exercer, qui sont même satisfaisants pour qui aime le contact avec les autres.

Je connais des moniteurs d'auto-école, des coiffeurs et tant d'autres personnes soi-disant condamnées à un horizon limité qui ont changé leur univers en donnant simplement de l'amour. Un conducteur de bus, qui décida un jour de distribuer des croissants et des brioches aux passagers le lundi matin, m'a raconté : « Il fallait que je fasse quelque chose, je n'avais jamais vu une telle concentration de gens déprimés. » Je connais le cas d'un gardien de collège à qui l'on a demandé de faire le traditionnel discours le jour de la rentrée scolaire. Les dirigeants de l'établissement savaient qu'il avait le sens de l'humour et voulaient surtout le remercier de sa gentillesse à l'égard de tout le monde.

Une femme médecin, Camille Schiano, qui s'était fait complimenter par les infirmières pour la façon dont elle traitait les gens, leur a répondu ceci :

« Je crains d'être devenue une chandelle un peu vacillante. Les malades se présentent devant moi en consommateurs avisés et exigeants. Certains m'appellent à toutes les heures du jour et de la nuit et j'ai parfois le sentiment de n'avoir plus assez de force pour m'occuper d'eux comme il le faudrait. Me sentant angoissée, fatiguée, frustrée, effrayée, j'ai décidé de changer de carrière. J'ai d'abord essayé d'obtenir un poste d'éducatrice mais cela n'a pas pu se faire. Ensuite, je me suis dit que je pourrais travailler comme infirmière, mais ça n'a pas marché non plus car je n'ai pas le diplôme. Alors, je continue à chercher. »

Nul besoin de devenir éducatrice ou infirmière pour mieux s'occuper des autres. Ce que devrait changer le Dr Schiano, c'est la conception de son rôle de médecin. Pour cela, peut-être devrait-elle être moins exigeante envers elle-même et accorder plus de temps et d'attention aux choses qui l'intéressent.

Une fois que nous avons défini notre rôle véritable dans toute sa diversité, le bonheur est à notre portée. Mais, si notre rôle se limite à soigner les gens, à les préserver de la mort, très vite nous ressentons un sentiment d'échec et d'insatisfaction.

Essayez de vous demander pourquoi vous exercez ce métier plutôt qu'un autre. Est-ce qu'il vous plaît encore ? Si ce n'est pas le cas, envisagez de faire autre chose. Maintenant, si vous vous dites : « Je veux amasser beaucoup d'argent pour profiter de la vie le mieux possible », c'est votre droit. Vous vous êtes fixé un objectif et vous faites ce qu'il faut pour l'atteindre. Mais il se peut aussi que vous vous rendiez compte un jour que, pour vivre, vous avez moins besoin d'argent que vous ne le pensiez. Alors vous pourrez faire entrer dans votre existence des activités nouvelles comme la méditation, le jardinage, le tourisme, le travail bénévole, qui vous apporteront joie et bien-être. Ne travaillez pas pour gagner un argent que vous n'aurez pas le temps de dépenser ensuite.

Si vous ne faites pas ce que vous aimez faire, un sentiment de vide énorme vous envahira tôt ou tard. Alors, arrêtez-vous un peu, et, vous verrez, vous survivrez. La vie rechargera vos batteries et régénérera vos cellules.

Cependant, si vous décidez au bout du compte de rester médecin, les difficultés que vous allez rencontrer – les formulaires à remplir, les mesures gouvernementales, la salle d'opération, les infirmières et les malades –, vous les aurez choisies.

N'essayez pas de coller à votre image de médecin. Restez vous-même. Acceptez de vous livrer à vos malades. Je pense que cela est d'ailleurs valable pour n'importe quelle profession. Rencontrez les gens, discutez avec eux. Dans ces conditions, la pratique d'un métier devient un plaisir.

L'intelligence du « résident »

Vous savez désormais ce que signifie pour moi, lorsque je parle des médecins, le terme de « résident », par opposition au « touriste ».

Dans le numéro du 8 janvier 1992 du *Journal of The American Medical Association*, on trouve un article intitulé « Un médecin dans la maison ». L'auteur, Bernardine Z. Paulshock, y parle d'une consœur, médecin, en visite chez une mère de famille, malade, et dont les enfants ont par ailleurs la rougeole. Elle examine la mère, lui prescrit un traitement puis s'en va. Peu après, le pédiatre vient examiner les enfants. Le jour suivant, quand le premier médecin appelle pour prendre des nouvelles, la mère lui raconte : « Le pédiatre, le Dr M., a fait quelque chose de formidable pour nous. Après son départ, il est allé au supermarché pour acheter du lait, des jus de fruits, puis nous avons fait des brochettes de poulet avec des bananes. J'étais tellement surprise. Il ne m'a même pas laissée le rembourser. Vraiment, c'est un docteur génial ! »

Voilà comment nous guérissons. Par ces petits gestes qui unissent deux êtres humains.

Une femme qui racontait l'expérience qu'elle avait avec son cancérologue expliquait l'importance que revêtait pour elle le moindre geste : « Un jour, il a relacé mes souliers après le traitement. Soudain, je me suis sentie un être humain. »

Quand les médecins s'impliquent vraiment dans la vie de leurs malades, ils peuvent obtenir des résultats thérapeutiques tout à fait inattendus. Un médecin relatait l'histoire d'une femme et de son enfant venus le consulter à son cabinet. A première vue, la mère ne souffrait de rien de grave. Après avoir rédigé une ordonnance prescrivant des antibiotiques, le médecin demanda : « Comment va la vie pour vous ? » Il apprit ainsi que le mari de cette femme était parti et il comprit que, ce dont elle avait besoin, c'était de parler avec une assistante sociale. A la fin de la conversation, il lui donna le numéro de téléphone du service social le plus proche. Puis la femme partit, sans même emporter l'ordonnance. Lorsqu'elle revint une semaine plus tard, elle était au mieux de sa forme, et son enfant aussi. La visite à l'assistante sociale avait résolu son problème. Les antibiotiques n'avaient pas été nécessaires. On lui avait montré que l'on se souciait d'elle. L'espoir était revenu, elle pouvvait repartir du bon pied.

Le cadeau que nous offre l'espoir

L'espoir est une source merveilleuse pour le médecin. Même si les choses semblent désespérées, on n'a jamais tort lorsque l'on donne de l'espoir à une famille. Je ne parle pas ici de mensonge, mais d'espoir. Nombreux sont ceux à qui personne ne laissait aucun espoir et qui sont aujourd'hui bien vivants et en bonne santé, parce qu'ils ont trouvé la force de tenir bon.

Un homme chez qui l'on avait dépisté le virus du sida il y a cinq ans m'a écrit pour me faire part de bonnes nouvelles. Il était allé trouver son médecin pour demander un nouveau test de dépistage. Le praticien n'en voyait guère l'intérêt mais, devant l'insistance de cet homme qui semblait si sûr du résultat, il finit par accepter. Voici le récit de cet homme :

« J'ai finalement obtenu gain de cause et le dernier test a montré que j'étais redevenu séronégatif : pas la moindre trace d'activité virale. Cela a été pour moi une confirmation éclatante de ce que vous ne cessez de répéter, tout comme d'ailleurs d'autres auteurs. Le pouvoir de l'espoir, la connaissance intuitive de ce qui est bon pour nous, en dépit de tous les avis contraires, sont autant de facteurs qui peuvent effectivement conduire à des guérisons miraculeuses. Merci pour votre message d'espoir. »

Un médecin a déclaré un jour à mon sujet : « Il dit aux gens ce qu'ils ont envie d'entendre. » On m'a aussi reproché de donner aux gens de faux espoirs. Mais cela n'existe pas. Les faux espoirs résultent d'études statistiques. Les individus, eux, ne peuvent se résumer à des calculs de probabilités. Non, décidément, tous ces reproches sont absurdes. Je ne raconte pas de mensonges, mais des vérités.

Je ne nie pas la gravité des nombreuses maladies. Moi aussi, je m'attends à mourir un jour. Ce dont je parle ici, c'est du potentiel considérable des êtres humains. Et j'entends bien partager mes convictions, honnêtement et ouvertement. Cela ne signifie pas que je raconte aux gens ce qu'ils ont envie d'entendre ; cela veut dire qu'il leur reste la ressource de se battre pour leur vie, et qu'il ne saurait être question de condamnation à mort. Certaines personnes sont réceptives à cette idée, d'autres au contraire n'ont pas envie de combattre. Mais à ceux qui choisissent la lutte pour la vie, je demande d'écouter mon message, car rien n'est jamais définitivement perdu. Tout le monde a sa dernière chance. Les médecins le savent bien, mais ils se laissent enfermer dans une vision mécaniste et statistique du monde et finalement ils ne voient plus les gens. Moi je les vois parce que je leur parle, je reçois leur courrier, je les rencontre. Je sais combien ils sont formidables, et ce dont ils sont capables.

L'espoir échappe aux stastitiques. Certains individus parviennent à guérir contre toute probabilité. C'est ainsi : il y aura toujours des pionniers dans ce domaine, un premier malade à guérir d'une affection jusque-là jugée parfaitement incurable.

Quand, en tant que professionnel, vous vous retrouvez face à des personnes gravement malades ou handicapées, soyez avant tout disponible et à l'écoute. Soutenez-les et soutenez leurs familles. Prenez de leurs nouvelles. Rendez-leur visite. C'est un honneur d'être admis au sein d'une famille et de voir combien ses membres font preuve de courage – il faut ensuite en tirer des leçons pour soi-même. Un coup de téléphone, une visite peuvent, parfois, davantage œuvrer pour le salut du médecin que pour celui de la famille du patient.

Ne ressentez pas comme un échec le fait de ne pas être en mesure de rendre la santé à tous les malades qui vous consultent. Les gens ont besoin de soutien. Ils vous seront profondément reconnaissants de l'espoir que vous leur donnez. Ils vous remercieront de l'amour que vous leur manifestez et de l'humour dont vous faites preuve.

Personne ne vous reprochera de donner de l'espoir. On ne m'a jamais dit : « Vous m'avez donné de l'espoir, vous m'avez fait rire, mais je vais mourir quand même et je suis furieux contre vous. » Partout, au contraire, on m'interpelle pour me dire : « Merci », ou encore : « Ma bien-aimée est morte, mais je voulais vous remercier pour ce que vous nous avez apporté. »

L'hôpital de demain

Le docteur Richard Selzer, mon ancien associé en chirurgie, est l'auteur d'un ouvrage exposant ses réflexions sur l'hôpital :

« L'hôpital diffère des autres types de bâtiments en ce sens que l'esprit y pénètre bien après sa construction, car il est le fruit des souffrances et de la mort de ceux qui occupent le lieu. Ainsi, année après année, le bâtiment se renouvelle suivant l'esprit de ceux qui ont souffert ou guéri entre ses murs.

« Mais vous vous demanderez peut-être quel est le rapport de tout cela avec l'architecture hospitalière... Le murmure des fontaines et du vent, la sève des arbres, le caractère sacré de la brique, les esprits de la maison, voilà autant de fantaisies d'écrivaillon incapable de lire un plan. A mon tour, je pose la question : où est l'architecte qui, sans sacrifier le côté fonctionnel et pratique, concevra l'hôpital comme s'il s'agissait d'une femme enceinte subissant l'invasion de son corps : un être humain entre, creuse son trou en elle pendant une période et finalement sort de sa niche ? Quel est l'architecte qui, dès la première ébauche, sera conscient que, dans chaque chambre de son hôpital flambant neuf, quelqu'un va mourir ? Quel architecte, assis à sa table de dessin, fera une pause pour sentir le long de ses avant-bras nus le souffle glacé de la mort ? Lui aussi entrera un jour dans un bâtiment semblable, non plus en tant qu'architecte mais comme un être suppliant et malade, placé dans une situation critique. Si j'ai tort, si l'on ne peut pas exprimer des émotions à travers l'architecture, alors il est temps de confier aux écrivains le soin de penser l'hôpital. Ils construiront de leurs mots et de leurs rêves. »

A quoi devrait ressembler l'hôpital du futur ? Le mot « hôpital » vient d'« hospitalité ». Et pour le bien des malades comme des équipes soignantes, l'hôpital devrait devenir, en effet, un lieu plus hospitalier. J'aimerais voir se créer dans les hôpitaux des lieux de rencontre à l'usage des infirmières, des médecins, des assistants, des employés, afin qu'ils puissent communiquer, exprimer ce qu'ils ressentent, et cela, pour leur bien comme pour celui des patients.

Un hôpital devrait posséder une salle de méditation, une salle de gymnastique et une salle de lecture et de documentation pleine de livres et de cassettes – une pièce à vivre, comme je l'appelle. Les membres du personnel et les malades pourraient y venir pour y trouver paix et tranquillité, ainsi que pour recueillir des informations sur les traitements et les méthodes pour les soulager de leurs maux.

Au cours de ma formation, j'ai beaucoup appris sur la maladie et sur la matière, mais bien peu sur l'esprit. Cela peut expliquer la froideur aseptisée de l'hôpital, son manque de chaleur et de spiritualité.

Anatole Broyard, qui a travaillé pour le *New*

York Times pendant des années, a écrit des pages particulièrement intéressantes au moment où il était hospitalisé pour un cancer de la prostate :

« Pour favoriser la communication entre le malade et le médecin, c'est toute l'ambiance de l'hôpital qui devrait changer. Il faudrait que l'on s'y sente un peu moins comme dans un laboratoire et un peu plus comme dans un théâtre. Oui ! Voilà ce qui conviendrait vraiment, car nul endroit ne réunit plus de drames humains. L'atmosphère de laboratoire s'explique sans doute par les exigences de l'asepsie et le souci d'éviter les contaminations, dans le but, à l'origine, de protéger les malades. Le seul ennui, c'est que l'aseptisation est devenue stérilité, qu'elle a atteint la pensée du médecin, ainsi que l'expérience hospitalière du patient dans son ensemble. La notion même de maladie est aseptisée, au point que le simple bon sens n'a plus droit de cité. Mais le malade, lui, a besoin de la contagion de la vie. »

Dans le même sens, je souhaiterais que l'art et la musique puissent pénétrer à l'hôpital afin d'aider les gens à affronter leur peur, leur souffrance, leur chagrin. Enfants et adultes devraient pouvoir participer à différentes activités, s'ils le désirent. Mais personne ne les y obligerait. La structure serait simplement à leur disposition. Songez, par exemple, au temps perdu dans les salles d'attente. Ne serait-il pas sympathique de pouvoir se faire masser ou de participer à une séance de visualisation mentale pendant que l'on attend son traitement ? On pourrait aussi écouter des cassettes, de manière à gérer l'angoisse de l'attente et à se concentrer sur tout ce qui pourrait apporter réconfort. Dans une récente publication consacrée aux arts de la guérison, un article intitulé « La Médecine de l'art », signé par Barbara Graham, décrit certaines expériences entreprises dans des centres médicaux. Au centre anticancéreux Sloan Kettering de New York, on se sert de la musique comme traitement antidouleur. A Louisville, dans le Kentucky, des anciens du Viêtnam participent à un projet pilote qui met en jeu la sculpture, le dessin et la musique comme méthodes thérapeutiques dans le cas de désordres psychiques. Le Dr Joel Elkes, directeur du programme « Arts et Médecine » à la faculté de médecine de Louisville, prétend que, dans une certaine mesure, l'art peut augmenter les capacités de guérison et que, à l'avenir, les médecins pourraient fort bien prescrire des séances d'arthérapie. Le Dr Elkes et la faculté de Louisville contribuent à améliorer la qualité des études de médecine en formant dans ce sens des étudiants sensibles, attentifs, qui feront plus tard preuve de ces mêmes qualités en tant que praticiens.

Dans d'autres institutions on a recours à la musique comme méthode de contrôle de la douleur en substitution des traitements traditionnels. Dans certains centres, plusieurs chaînes de télévision diffusent des séquences musicales et des montages d'images. Je reste convaincu de l'intérêt d'introduire de telles chaînes dans tout établissement hospitalier, chaque malade disposant d'un poste dans sa chambre. Pourquoi ne pas utiliser systématiquement cet outil pour introduire de la musique, des sons, des images dans l'univers des patients, afin de les aider à guérir, à communiquer, à s'instruire ? Ce serait préférable, en tout cas, à ce que je vois souvent : des gens abattus, vivant sous respiration artificielle, regardant le journal télévisé, fascinés par l'écran ou bien plongés dans l'un de ces horribles feuilletons qui ne contribuent certainement pas à leur guérison... quand ils n'accentuent pas leur désespoir et leur dépression.

La télévision peut apporter la méditation, l'humour, le soulagement et, par conséquent, elle peut faire gagner un temps énorme aux équipes soignantes. On pourrait notamment utiliser le canal interne pour montrer aux malades les traitements qui les attendent, ainsi que des cas de guérison grâce à ces traitements. On présenterait des interviews de patients ayant déjà affronté la même maladie, la même opération, les mêmes thérapies.

On connaît déjà l'influence des sons sur la pression sanguine, le rythme cardiaque, la réponse immunitaire de l'organisme. J'ai personnellement constaté ce phénomène quand, chirurgien, j'ai introduit la musique en salle d'opération, et cela pour mon plus grand profit, comme pour celui des infirmières et des malades.

Une étude menée à Yale révélait que l'on pouvait modifier des électro-encéphalogrammes et obtenir une relaxation du sujet par la seule odeur d'un morceau de tarte aux pommes. Eh bien, je suis plus que jamais convaincu que si, en entrant dans le bloc opératoire sur la civière, vous respirez un parfum de café ou de tarte, si vous entendez une musique relaxante, si vous pouvez admirer les couleurs que vous aimez, vous comprendrez plus aisément que le lieu où l'on vous conduit est un lieu de soulagement. On pourrait aussi adapter les arômes, les couleurs, les sons, en fonction des préférences de chacun.

Personne ne devrait avoir l'occasion de dire : « Le médecin m'a annoncé que j'avais un cancer, mais il est parti aussitôt. Personne n'est venu dans ma chambre pour me dire ce qu'allait devenir ma vie. »

L'Association américaine contre le cancer a démontré, dans une étude récente, que le simple fait d'organiser un cycle d'information de six semaines pour aider les gens à affronter leur maladie permettrait de diminuer le nombre de rechutes et d'augmenter la longévité moyenne des patients. Les recherches du Dr David Spiegel vont dans le même sens. Aussi devrait-on poursuivre dans cette voie.

Selon moi, l'hôpital devrait posséder une structure capable d'aider les malades au moment où on leur annonce qu'ils sont atteints d'un cancer, du sida ou de sclérose en plaques, ou que l'on va devoir les opérer. Quelqu'un entrerait, s'assoirait devant le malade et lui dirait : « Alors, comment ça va ? Comment vous sentez-vous ? Est-ce que l'on peut vous aider à faire face à ce qui vous arrive ? Est-ce que vous avez des questions à poser ? » Ainsi, nous n'abandonnerions pas les gens à leur sort. Des infirmières m'ont raconté avoir vu des médecins pratiquer une biopsie, découvrir un cancer chez le patient, s'isoler dans la pièce voisine pendant quarante-cinq minutes pour rassembler leur courage, ressortir et annoncer brutalement au patient « Vous avez un cancer », avant de fuir précipitamment.

Passez plutôt les quarante-cinq minutes en question *avec* le patient. Partagez sa souffrance, exprimez l'un et l'autre ce que vous ressentez. Les malades en ont besoin.

Il y a longtemps, j'ai appris qu'un de mes parents était atteint d'une maladie très grave, à évolution lente, et pour laquelle on ne connaissait pas de remède. La nouvelle me fut annoncée à la cafétéria de l'hôpital. Le médecin est venu s'asseoir en face de moi et m'a assené le diagnostic avant de repartir aussitôt. Que fallait-il que je fasse ? Pleurer, rire, parler, réagir ? J'ai pensé plutôt : « Comme tout cela est ridicule, et comme je suis furieux. » Cet homme se protégeait lui-même en se montrant insensible à mes attentes comme à celles de ma famille. J'ai dû faire l'apprentissage douloureux de cette situation. Par bonheur, le malade d'alors se porte bien aujourd'hui et tout l'effroi que m'avait inspiré cette journée-là ne se justifia pas. Cependant, face à la maladie, j'ai cessé subitement d'être un touriste. Depuis, j'ai compris aussi que ce médecin n'avait aucune intention cruelle à mon égard. Simplement, il ne comprenait pas.

Oui, cela aurait été merveilleux si quelqu'un s'était assis auprès de moi pour me dire : « Ecoutez, voici un pauvre médecin insensible à votre malheur et qui ne sait pas quelle attitude adopter avec vous. Mais c'est *son* problème. Personne ne lui a donné la formation nécessaire, il se comporte en touriste devant la maladie. Et vous, comment vous sentez-vous ? Il faut comprendre que ni vous ni moi ne savons de quoi l'avenir sera fait. » Voilà qui m'aurait rendu l'espoir. Au lieu de quoi, il a fallu que je me débrouille seul : « Comment trouver les mots ? Comment parler à ma famille ? » Je me sentais mal, parce que j'essayais d'être fort et de porter seul le fardeau de la nouvelle, afin d'épargner le reste de la famille. J'en ai eu vite assez de chercher des faux-fuyants et de mentir autour de moi. C'est ainsi que j'ai appris combien il est important de pouvoir partager sa douleur. En effet, chacun s'est montré apte à porter une partie du fardeau avec moi et à me soutenir dans cette épreuve.

Apprenons aux gens à nous aider. Ne nous privons d'aucun service qui puisse nous être utile.

Les hôpitaux ne devraient pas se contenter de soigner, mais apprendre aux gens comment vivre, et comment affronter les difficultés avec courage. Ainsi, en quittant les lieux, les malades sauraient comment poursuivre leur vie. En retrouvant le monde, ils pourraient dès lors comprendre combien fut riche d'enseignements leur passage à l'hôpital.

Réflexions sur la spiritualité et la guérison

Le rôle de la spiritualité dans la guérison

Nous disposons, nous l'avons vu, de certaines facultés d'autoguérison grâce à l'énergie de l'amour, créatrice et intelligente, qui est en nous et qui se manifeste dans les choses les plus simples – par exemple, la cicatrisation de nos blessures. D'où nous vient cette prodigieuse aptitude ? Si notre pouvoir d'autoguérison n'existait pas, nous nous viderions de notre sang jusqu'à la mort, et nous serions victimes d'infections fatales à la moindre coupure ou égratignure.

Les physiciens nous parlent de l'expansion de l'univers et affirment que si son rythme avait été différent de façon infinitésimale, l'univers n'aurait pas existé. Alors, je me prends à songer : quelqu'un ou quelque chose préside-t-il à tout cela ? Je ne parle pas d'un vieil homme – ou d'une vieille femme – plein de sagesse qui siégerait au milieu des cieux et serait comptable de tout ce qui se passe ici-bas, mais d'une incroyable conscience, d'une intelligence qui se dégage de la vie, de la nature et de nous-mêmes. C'est ma qualité de scientifique qui m'a donné ma spiritualité. Je ne peux pas songer à ce qui m'entoure comme s'il s'agissait d'une simple coïncidence.

J'aime à établir une distinction entre religion et spiritualité. Dans notre culture, la religion peut se révéler une force destructrice lorsque, par exemple, on se sert d'elle pour expliquer nos souffrances par nos péchés. La maladie est alors perçue comme une punition. Je ne peux tolérer une telle interprétation. A condition de ne pas repousser le double message de la spiritualité et de l'amour, la grâce peut toucher chacun de nous.

Quel est le sens de la vie ?

Lorsque quelqu'un me pose la question : « Selon vous, quel est le sens de la vie ? », il m'arrive de répondre : « La vie est une expérience et une chance. Le sens qu'elle revêt dépend de ce que nous décidons d'en faire. »

Nous sommes, tout simplement, destinés à aimer. Notre besoin premier est de choisir la voie qui peut nous mener à l'amour du monde.

Pour moi, le jardin d'Eden représente l'endroit où l'amour *doit* être. Toutefois, il est lassant de devoir dire « Je t'aime » à longueur de journée. Aussi, à l'extérieur de l'Eden, l'amour devient-il un choix, et c'est alors qu'il prend tout son sens. Nous sommes ici-bas pour refléter l'amour qui est à l'origine de l'univers, pour faire de cette planète un lieu où les enfants sont aimés, pour combattre l'autodestruction, car nous nous aimons nous-mêmes et dès lors cet amour rayonne. L'écrivain Alice Walker disait que l'on devrait toujours se poser la question suivante : « Est-ce bon pour les enfants ? » J'espère qu'un jour nous serons capables de voir le monde comme le font les Iroquois. En effet, lorsqu'ils ont à prendre une décision, ils en estiment les conséquences pour les sept générations à venir. Nous devrions nous inspirer de cette coutume.

Le but de notre présence en ce monde est l'amour. Mais il faut que ce soit un libre choix, non un fardeau. Karl Menniger disait : « L'amour soigne deux personnes à la fois, celle qui reçoit et celle qui donne. »

Rappelons-nous aussi que notre beauté résulte de nos différences. Il est important de les préserver.

La nature peut être un excellent professeur. J'ai beaucoup plus appris à son contact que par tout autre moyen. Aussi, quand vous avez un souci, allez vous promener, et confiez-vous à un arbre ou à un ruisseau, regardez l'océan, et songez à ce que ferait la nature elle-même si elle rencontrait semblable problème. Vous obtiendrez toujours une réponse. La nature sait ce qu'il faut faire face à l'adversité, au chaos, aux difficultés.

Un jour, comme je me promenais dans les bois

en compagnie de notre chatte Miracle (elle se prend pour un chien, alors je la promène en laisse), je me suis surpris à parler à un arbre. J'ai fait quelques pas autour de cet arbre et j'ai obtenu ma réponse. Des années auparavant, j'avais cloué un morceau de grillage pour le protéger des chèvres qu'élevait notre fils Jeff. Je me suis soudain aperçu que le tronc avait intégré le grillage dans sa croissance. L'arbre que j'interrogeais m'indiquait la voie à suivre : en d'autres termes, il me faisait comprendre que moi aussi j'étais en mesure d'intégrer les difficultés, de les digérer.

Susan Duffy, cette femme extraordinaire que j'ai déjà évoquée, m'a envoyé un de ses textes, intitulé « La Fleur » :

« Essayez d'imaginer une petite graine emportée par le vent qui se plante dans la faille d'un rocher très escarpé. Une fleur très belle en sort. Elle devient peu à peu ce qu'elle doit devenir. Chaque jour, elle se nourrit des éléments de la vie, soleil, pluie, vent, et de l'obscurité de la nuit. Jamais elle ne se plaint. Jamais elle ne pose de questions au sujet de sa propre existence. Elle se contente d'exister. En toute chose, elle est parfaitement obéissante. Chaque jour, elle est appelée à faire ce à quoi elle est destinée : éclore, briller, montrer au monde son visage. Peut-être qu'aucun regard humain ne se posera jamais sur elle et qu'il n'y aura que le ciel pour la contempler. C'est seulement dans le silence de la nature quc l'on ouvre son cœur à la vérité. Parce que seule la nature accomplit à la perfection les tâches qui lui ont été désignées. »

Le changement du feuillage en automne me paraît très symbolique. Juste avant leur chute, les feuilles sont au sommet de leur beauté. De même pour les hommes : c'est au moment où ils vont quitter la vie qu'ils révèlent leur singularité, leur beauté.

Le Dr Rachel Naomi Remen, une amie médecin, a vécu l'expérience de la maladie et de la chirurgie. Elle connaît donc aussi bien le monde des médecins que celui des malades. Dans un article publié à l'automne 1988, elle écrit :

« Le but de la vie est de croître en sagesse et d'apprendre à aimer davantage. Si la vie sert ces buts, c'est avec toutes ses composantes : la santé, bien sûr, mais aussi la maladie, car la maladie fait partie de la vie.

« Il est très intéressant de noter que, bien souvent, le processus de guérison physique va de pair avec la guérison affective. Un plus grand altruisme, une compassion plus étendue sont souvent observés chez des personnes atteintes de maladies graves. »

Le dalaï-lama disait, dans le numéro du printemps 1990 de la revue *Parabola* : « Le but de la vie est de servir autrui, de faire quelque chose qui bénéficie à d'autres. Si vous considérez l'existence ainsi, une difficulté rencontrée est réellement une grande chance qui vous est offerte. »

Quand son compagnon est mort du sida, une de mes amies m'a déclaré : « Le but de la vie, c'est de faire progresser l'âme. Le corps n'est pas seul juge de la guérison. C'est la paix qui compte. Une part de la guérison tient à l'acceptation de la mort, à l'aptitude de chacun à lui faire bon accueil. Les gens meurent quand leur travail est accompli sur cette terre, ou bien quand ils ont cessé de progresser. Nombre de gens guérissent, en fait, dans la mort, et résolvent les grands problèmes de la vie par ce couronnement. Les gens atteints du sida ou d'autres affections mortelles doivent accepter la mort. Plus on lui résiste, plus on nie son existence, plus elle a de pouvoir sur nous. »

Si vous vous demandez comment trouver un but à votre existence, alors que vous êtes placé devant le choix entre la vie ou la mort, je vous répondrai de regarder autour de vous. Si vous voyez quelque chose de vivant, c'est déjà une bonne raison. Prenez, par exemple, un animal domestique. Je connais une femme qui élève ainsi une douzaine de chats ; elle refuse la mort car elle se doit de les nourrir.

Trouvez quelqu'un qui souffre ou qui a de plus grandes difficultés que vous. Regardez dans la rue, vous y verrez des sans-abri, des drogués, des jeunes gens à la dérive. Allez-y, faites quelque chose, sortez de vos problèmes personnels pour trouver une raison de vivre. Le monde est cruel, contribuez à son changement. La société ne viendra pas à votre secours, mais peut-être irez-vous au secours de la société. Souvenez-vous du plaisir que l'on a à sauver la vie d'un oiseau. Si nous parvenons tous à amender nos existences, le monde changera, il guérira. Je me souviens d'avoir un jour décrit la vie comme « un magnifique fardeau », ce que quelqu'un m'a reproché avec colère. Selon moi, c'était comme un présent énorme, souvent lourd à porter, ce qui nécessite parfois l'aide d'autrui si l'on veut y parvenir.

Le cadeau de la vie

Il y a quelques années, l'une des questions qui me choquaient le plus était : « Pourquoi le sort a-t-il voulu que j'aie un cancer ? Pourquoi m'a-t-on puni ? » Aujourd'hui, je comprends mieux cette honte, cette culpabilité. Mais la maladie n'est pas un châtiment, elle fait partie de l'existence au même titre que les catastrophes naturelles. Si l'on est disposé à accepter le cadeau de la vie, on doit aussi accepter les difficultés qu'elle comporte. A propos, si vous gagniez au Loto, vous demanderiez-vous : « Pourquoi moi ? »

Tout le monde doit mourir. Et, si vous souffrez

d'une affection quelconque, cela ne signifie pour autant que vous vous soyez mal conduit ; cela fait simplement partie des aléas de la vie.

L'influence de la morale judéo-chrétienne peut avoir des conséquences dramatiques et inciter notamment les gens à considérer la maladie comme une punition. Citons l'exemple du pape Léon XII qui, en 1829, déclarait que quiconque accepterait d'être vacciné cesserait de compter parmi les enfants de Dieu. La variole étant un fléau divin, la vaccination était comprise comme une rébellion contre la volonté du Ciel.

Naturellement, plus personne n'en est là aujourd'hui, mais certaines croyances ont la vie dure et restent solidement ancrées dans l'inconscient collectif.

Il est vrai qu'il est difficile d'adopter un comportement sain face à la maladie. A ce propos, je cite volontiers Reinhold Niebuhr : « Que me soit donnée la sérénité nécessaire pour accepter les choses auxquelles je ne peux rien changer, le courage de changer celles qui peuvent l'être, et la sagesse de savoir reconnaître les unes et les autres. »

Ces lignes résument bien le problème de la maladie : il faut savoir se rebeller contre elle, mais parfois aussi accepter de s'en remettre au plan de l'univers. A chacun de nous de définir où se situe la limite entre combat et soumission, car cette frontière est strictement personnelle.

Si l'on considère le cas d'Helen Keller, on est en droit de penser que ses parents ont été terrassés et qu'ils se sont demandé : « Qu'avons-nous fait de mal ? » Mais en lisant ce qu'Helen Keller elle-même en a dit, on apprendra qu'elle n'a jamais considéré ses malheurs comme une punition :

« Je n'ai jamais pensé que mes handicaps puissent constituer le moins du monde une punition, un coup du sort. Si j'avais eu cette vision des choses, jamais je n'aurais trouvé le courage de les surmonter. »

Bien au contraire, elle les a affrontés avec le sentiment qu'il s'agissait d'un défi à relever. Une attitude aussi positive tient sans doute au fait que, plutôt que de céder à la culpabilité, ses parents se sont demandé aussitôt ce qu'ils pouvaient faire pour elle.

« Les difficultés nous attendent à chaque tournant, écrit Helen Keller, elles vont de pair avec la vie... De la douleur naissent les violettes de la patience et de la douceur... La richesse merveilleuse de l'expérience humaine perdrait un peu de la joie qu'elle nous donne si nous n'avions aucun obstacle à surmonter. »

Faire des choix

Nombreux sont ceux qui viennent m'interroger à la fin de mes conférences : « Je ne voudrais pas abuser de votre temps... Alors, en trente secondes, pouvez-vous me dire ce que je dois faire de ma vie ? » Et je réponds inévitablement : « Comment pouvez-vous vous sous-estimer au point de me demander, à moi, de décider en trente secondes de ce que vous devez faire ? » Mais ces auditeurs sont effrayés, démunis face à la nécessité de faire des choix le plus souvent vitaux : où vivre ? quel traitement suivre ? faut-il accepter ou non une opération ?

Il importe, selon moi, de comprendre ce qui pousse certaines personnes à venir me trouver afin que je décide à leur place. Ce que j'ai appris de mes patients dits « exceptionnels », c'est qu'ils n'ont pas peur de faire des choix. Ils comprennent que leur vie est en question et ils savent se prendre en charge. Ils ne se disent pas : « J'aurai fait le bon choix *si* le traitement est efficace et *si*, dans cinq ans, j'ai recouvré la santé. » Ils savent que la décision qu'ils ont prise est la meilleure et, sans états d'âme inutiles, ils s'engagent dans la direction qu'ils ont choisie. A l'inverse, si vous hésitez sur la voie à suivre, si c'est vous qui venez me voir pour me demander : « Pouvez-vous éclairer mon chemin, s'il vous plaît ? », et si je vous dicte des choix que vous regretterez plus tard, alors je serai un scélérat.

Ne laissez pas les autres faire les choix qui vous reviennent. Sont-ils en mesure de prendre ainsi à votre place de telles décisions ? La réponse est non.

Au fond, je sais que, le plus souvent, c'est l'espoir que les gens viennent chercher auprès de moi. Voilà une chose qui est de mon ressort. Autant il est facile et naturel de redonner espoir à ceux qui en ont besoin, autant il est inconfortable, et même malhonnête, de décider de la vie d'autrui. Nous sommes tous uniques, et personne ne connaît ce que sera l'avenir des autres. Aussi, lorsque des gens se prennent en charge, lorsqu'ils sont prêts à se battre et à relever les défis, je considère que mon rôle est de les accompagner.

Un article de Colin McEnroe, paru en mai 1990, évoque le cas d'une femme, dénommée Deborah Burton, qui apprit qu'elle avait un cancer alors qu'elle était enceinte. Une foule de choix s'offraient à elle : ne rien faire, se faire avorter, ou accepter une chimiothérapie légère lui permettant de mener à terme sa grossesse. La décision n'était pas facile à prendre, chacune de ces options pouvant avoir des conséquences graves. Ces simples mots lui sont venus à l'esprit : « Embrasse la vie. »

La vie est-elle juste ?

Parfois, lors de nos réunions, je demande aux gens si, à leur avis, la vie est juste. La plupart me répondent négativement. Quand je m'adresse à des étudiants de quatrième année de médecine, j'essaie de les inviter à la réflexion : « Si la vie et injuste, alors inutile d'aider les gens à vivre plus longtemps. Aidez-les, au contraire, à mourir plus vite afin qu'ils n'aient plus à souffrir de l'injustice de la vie. » Beaucoup sont déconcertés par de tels propos, qui les obligent à réfléchir à leur rôle.

Ma conviction est que la vie est juste et clémente. Il nous faut simplement en redéfinir les règles. Les obstacles, les problèmes, les souffrances en font partie. Nous pouvons modifier notre regard en considérant ces difficultés comme un appel à changer et parfois même comme un cadeau du ciel. Katherine Mansfield disait dans l'une de ses lettres : « Il nous faut trouver dans la souffrance le don du ciel... On ne peut pas gaspiller une telle souffrance, il nous faut en tirer parti. »

Je sais depuis fort longemps que les hommes vraiment heureux le sont parce qu'ils ont choisi le bonheur.

A l'hôpital, j'avais l'habitude d'offrir des épinglettes aux membres du personnel qui s'ingéniaient à apporter amour et joie autour d'eux. Je m'adressais ainsi à une infirmière ou à un aide-soignant : « J'aimerais connaître votre nom. » Je suis sûr qu'ils songeaient alors : « Aïe, voici un médecin qui veut connaître mon nom, sans doute parce qu'il a relevé une faute dans mon travail. Il va me coller un rapport. » Une fois le nom obtenu, j'allais trouver la personne et lui offrais une épinglette ornée d'un arc-en-ciel avec son nom gravé. C'est ainsi que nous avons créé, à l'hôpital, une organisation de gens aimants.

Un jour, j'ai demandé son nom à une secrétaire médicale qui était toujours entourée de gens rayonnants.

« Pourquoi ? m'a-t-elle rétorqué.

– Parce que je veux vous faire un cadeau. Vous

dégagez une telle aura de bonheur que je veux vous remercier.

– Asseyez-vous, je vais vous raconter quelque chose. Quand j'ai choisi ce travail, j'ai signé un contrat. Je me suis rendue à l'hôpital, et j'ai été entourée immédiatement d'une foule de gens très malheureux, je veux dire les médecins et les infirmières, car les malades, eux, ne posaient aucun problème. A l'heure du déjeuner, je suis descendue à l'administration et je leur ai dit : " Je refuse ce boulot, je démissionne ", ce à quoi on m'a répondu : " C'est impossible, de toute façon vous avez deux semaines de préavis obligatoire. " Les jours suivants, je me suis levée d'une humeur de chien. Un matin, cependant, j'étais tellement contente que je rayonnais en arrivant au travail. Alors, soudain, à la fin de la journée, je me suis aperçue que tous, autour de moi, étaient heureux aussi. De sorte que j'ai retiré ma démission et décidé que désormais je viendrais chaque jour travailler dans le même état d'esprit. »

Voilà un choix que chacun peut faire. Nous devons être conscients que la joie et la lumière proviennent de nous, non des autres.

D'une certaine façon, le cours de la vie est injuste pour tout le monde. Une solution serait de vivre sa vie à reculons. Nous commencerions par mourir et par évacuer la question, puis nous rajeunirions. Je suis tombé un jour sur un merveilleux poème, « La Vie à l'envers », qui développait ce thème :

La vie est rude.
Elle dévore la majeure partie de votre temps,
tous vos week-ends,
et finalement qu'est-ce qui vous reste ?
... La mort. Tu parles d'une récompense !
Je vois plutôt le cycle de la vie se déroulant à reculons.
Il nous faudrait d'abord mourir, en finir avec cela.
Puis vivre vingt ans de vieillesse à la maison.
Quand on deviendrait trop jeune, on serait jeté dehors :
On recevrait une montre en or, on prendrait un travail.
On travaillerait quarante ans jusqu'à ce qu'on soit assez jeune pour profiter de la retraite.
On irait à l'université, on ferait la fête.
Ensuite, viendrait le temps du lycée, puis de l'école.
On deviendrait un bambin, on s'amuserait,
plein d'insouciance,
on deviendrait un petit garçon ou une petite fille,
on réintégrerait le placenta,
on passerait neuf mois entre deux eaux.
Et, pour finir, on prendrait la forme d'une lueur dans le regard d'un inconnu.

Aucun péché n'est impardonnable

J'ai raconté dans mon ouvrage *Messages de vie* qu'une nuit j'avais fait un rêve dans lequel il me fallait lire *Le Vieux Marin,* de Samuel Taylor Coleridge. Lorsque je suis allé à la librairie pour l'acheter, comme par hasard, j'ai trouvé exposée sur une table une édition richement illustrée de ce livre. Je ne pense pas que c'était une coïncidence. J'ai pris l'ouvrage et l'ai feuilleté, en me demandant ce que j'avais besoin d'y apprendre. C'est alors que ces lignes, extraites de la fin, m'ont sauté aux yeux :

> Gloire à celui qui aime à la fois
> L'homme, l'oiseau et la bête.
> Gloire à celui qui aime parfaitement
> Toutes les choses de ce monde, les grandes et les petites ;
> Parce que tout a été créé par amour.

J'ai compris aussitôt la signification de ces vers : rien n'échappe à l'amour. L'amour que nous nourrissons les uns pour les autres ne devrait pas connaître de limites, de même que le pardon. Si nous choisissons la loi de l'amour, elle doit s'appliquer à tous.

Un autre passage encore m'a frappé. Le vieux marin est assis, son albatros mort sur les épaules :

> Voilà, me dis-je, l'heure de prier ;
> Et de mes épaules soudain librement
> L'Albatros glissa dans l'eau
> Et disparut dans les flots, tel du plomb.

Ces lignes m'ont fait comprendre que tout ce qui nous arrive dissimule une richesse qui nous est accessible. Et j'en profite pour faire une mise au point relative à une critique qui m'a été autrefois adressée.

Emmet Fox, dans un discours sur l'amour auquel je souscris pleinement, affirme qu'aucune maladie ne résiste à l'amour si celui-ci est prodigué avec assez de force. On pourrait dès lors critiquer bon nombre de gens pour n'en avoir pas donné assez. En quelque sorte, la maladie essentielle dont souffrent les êtres humains est le manque d'amour envers soi-même. Probablement certains n'ont-ils pas été suffisamment aimés, ce qui les rend incapables de prodiguer l'amour à leur tour. Il s'agit bien d'une maladie.

Je croise chaque jour des personnes frappées par la maladie ou atteintes de handicaps de toutes sortes qui, cependant, sont de merveilleux exemples pour les autres. Je ne vous reproche pas de ne pas assez aimer, mais je veux que vous compreniez que les souffrances de votre corps n'entravent en rien votre aptitude à prodiguer l'amour. Que votre existence soit menacée par une maladie grave, que vous soyez totalement paralysé, que vos bras ou vos jambes aient été arrachés par une grenade, il vous est toujours permis d'aimer. Le Dr Richard Selzer le confirme en racontant que son père, médecin généraliste, affirmait volontiers : « La vraie bonne santé consiste à savoir se passer d'elle. »

Dans *Messages de vie*, je citais l'histoire de cet homme d'Eglise qui, dans un sermon, évoquait

Jérémie en arrêt devant un potier en train de recommencer un objet mal fait. Le prêtre concluait son sermon par ces mots : « Il n'existe qu'un seul péché impardonnable : se retirer de la vie quand on a tout raté. » Le sens de son message était qu'il faut sans cesse remettre l'ouvrage sur le métier et se garder de démissionner.

Plusieurs personnes m'ont écrit à ce propos pour me dire qu'il n'existait pas, en fait, de fautes impardonnables. Je suis de leur avis. Si quelqu'un est prêt à tirer les leçons de ses actes, de quel droit lui refuserions-nous le pardon ? Ce sont nos problèmes, notre amertume qui nourrissent notre animosité et notre intolérance.

La seule chose qui sauvera un jour le monde et les hommes, c'est le pardon et l'amour du prochain. Alors seulement, la guérison pourra intervenir. Cela ne signifie que l'on soit obligé d'applaudir à tout ce que les autres font. Mais refuser son pardon à quelqu'un revient à dire qu'il y a des fautes que l'on ne saurait se pardonner à soi-même. Or, tout est pardonnable, pour peu que l'on comprenne autrui.

Dans la Bible, Jésus s'adresse au paralytique : « Tes péchés te sont pardonnés. » Voilà une très belle façon d'exprimer l'idée que c'est la vie dans son ensemble qui doit être guérie, et non seulement le corps. Quelqu'un qui souffre de problèmes cérébraux, de paraplégie, de cancer ou du sida peut rester sur le pont de la vie pour peu qu'il aspire à cette guérison-là. L'écrivain Joseph Heller a écrit, en collaboration avec son ami Speed Vogel, un livre intitulé *Pas de quoi rire*, dans lequel il évoque son expérience de la paralysie, due dans son cas, à des lésions nerveuses. Il y raconte les visites de ses nombreux amis, et notamment celle de Mel Brooks qui, faisant un jour irruption dans sa chambre, s'est écrié : « Par le Christ, je te l'ordonne, lève-toi et marche ! » Heller a essayé, sans résultat. Et Mel Brooks croyait vraiment que cela allait réussir. De mon côté, j'ai écrit à Mel Brooks pour lui suggérer de dire la prochaine fois : « Tes péchés te sont pardonnés. »

Edward Salisbury, qui avait plusieurs fois frôlé la mort, vouait sa vie au soin des personnes âgées ou malades. Un jour, il m'a écrit combien en effet cette simple phrase possède le pouvoir de guérir. Il m'a expliqué qu'au début des années 80, il travaillait de 3 heures à 23 heures dans une maison de retraite. Il était chargé, en tant qu'aide-soignant, de s'occuper de quelques pensionnaires qui n'attendaient plus que la mort. Il avait pour habitude, avant de quitter son travail, de venir saluer ceux qui insistaient pour qu'il le fasse. Une femme – il l'appelait Mme D. – s'était beaucoup attachée à lui. Elle l'interrogeait souvent sur le pardon. Depuis plus de six ans, elle était incapable de marcher et devait se faire aider pour passer de sa chaise roulante à son lit. Tous les soirs, avant de s'endormir, elle l'attendait impatiemment.

« Un soir, relate-t-il, comme je fonçais vers ma

voiture, épuisé et content d'avoir fini ma journée de travail, j'ai entendu une sorte de sanglot aigu et déchirant qui provenait de la fenêtre qui donnait au-dessus du parking. Je me suis arrêté net, me rendant compte que j'avais oublié de dire bonsoir à Mme D. » Revenant sur ses pas, il trouva la malade assise sur son lit, visiblement angoissée. Elle lui adressa des reproches, puis le pria de s'asseoir pour parler un moment. « Pendant que nous parlions, j'ai compris qu'elle voulait m'entretenir de sujets qui, manifestement, revêtaient pour elle une importance considérable. Elle me demandait sans cesse : “ Croyez-vous que je serai pardonnée pour mes fautes ? ” Je sentais qu'elle était oppressée par la honte et la culpabilité. Je l'ai rassurée, et lui ai affirmé qu'aucune faute n'était impardonnable. Alors elle m'a raconté ceci : “ Quand j'étais jeune fille, j'ai volé l'argenterie de mes parents pour pouvoir m'enfuir avec mon fiancé. Jamais je ne les ai revus. Je me sens si mal à l'aise, si honteuse. Je n'ai jamais raconté cela à personne. ” Je me suis penché vers elle et je lui ai dit : “ Je suis certain que vos parents vous ont pardonné. En tout cas, moi, je vous pardonne et je vous aime. ” »

Il posa un baiser sur le front de la vieille dame et quitta l'hôpital. Le lendemain matin, quand il revint, l'administration et le médecin-chef l'attendaient : « Qu'avez-vous dit à Mme D. hier soir ? » Il répondit qu'ils avaient parlé d'amour et de pardon. Alors ils lui racontèrent : « La nuit dernière, à 2 heures du matin environ, Mme D. a marché toute seule jusqu'à la permanence des infirmières ; elle a posé ses lunettes et son dentier sur le comptoir en déclarant : “ Je n'aurai plus besoin de tout cela maintenant, merci. ” Après quoi, elle est retournée sans la moindre assistance jusqu'à sa chambre et s'est recouchée, puis elle est morte. »

Accepter son « ombre »

Si l'on en croit Carl Gustav Jung, il faut entendre par « ombre » cette face cachée de notre personnalité que, faute de l'avoir explorée et acceptée, nous projetons souvent sur autrui ou sur un objet extérieur.

Cet auteur a illustré le problème d'une manière pittoresque : « Si Dieu est à la porte d'entrée, le diable, lui, se tient à la porte de service. » Il semble qu'en chacun sommeille un assassin en puissance, mais, une fois que l'on en est conscient, on sait que l'on ne deviendra jamais un assassin ; on peut désormais affronter cette autre partie de soi-même. Et, acceptant l'existence de son ombre, on admet qu'elle puisse aussi exister chez autrui.

Nous devons comprendre que l'amour des autres n'interdit pas de les juger. Je ne demande à personne d'approuver les actes d'un assassin. Mais si nous sommes conscients que nous pourrions, nous aussi, en être un, il nous sera plus facile de comprendre et de pardonner les méfaits d'un criminel. Cette marque d'amour conduit à la réhabilitation et à la guérison, non à la punition et l'incarcération.

Permettez-moi encore de citer l'un de mes livres favoris, *Une comédie humaine,* de William Saroyan : « Les méchants ne se savent pas méchants ; ils sont donc innocents. Il faut pardonner chaque jour à l'homme mauvais. Il faut l'aimer, car une part de chacun d'entre nous se trouve dans le pire monstre qui soit au monde, et nous avons quelque chose de lui en nous. Il est nôtre et nous sommes siens. Nous sommes tous solidaires. La prière du laboureur est ma prière, le crime de l'assassin est mon crime. »

Deux histoires de tigres

Lors de nos réunions, j'aime à raconter une aventure qui m'est arrivée. Je trouve qu'elle en dit long sur le sens de la vie.

Avec Bobbie, nous devions faire une conférence dans l'une des plus grandes villes des États-Unis. La rencontre avait lieu le soir et, l'après-midi, n'ayant rien à faire, nous décidâmes de nous rendre au zoo. Comme nous suivions l'allée, attentifs à tous ces animaux dont on avait reconstitué l'environnement naturel (ils n'étaient pas en cage, une simple barrière les séparait de nous), je fis part de mes impressions à Bobbie. Soudain, un tigre se tint devant nous. « Regarde cette splendeur, dis-je. Approchons-nous pour le voir de plus près. » Nous

nous sommes approchés, mais nous nous sommes aperçus tout à coup qu'il n'y avait plus de barrière entre le tigre et nous. L'animal semblait menaçant, aussi sommes-nous restés pétrifiés sans oser bouger. Bobbie parvint à s'échapper en reculant très doucement, tandis que je restais parfaitement immobile, espérant que le tigre se contenterait de m'observer jusqu'à l'arrivée des gardiens, que Bobbie était partie chercher. Malheureusement, le fauve paraissait s'intéresser de plus en plus à ma personne. J'avisai un rocher très abrupt et y grimpai en m'accrochant à une vigne. Là, je savais que l'animal ne pourrait pas m'atteindre. Il s'allongea en contrebas, la tête posée sur ses pattes avant, et me regarda. Je me sentais tiré d'affaire.

Après un moment, je me dis que je pouvais peut-être m'en aller. Mais, comme je m'apprêtais à descendre du rocher, j'entendis un grognement. Je m'aperçus que mon tigre n'avait pas bougé, mais qu'un de ses congénères était apparu en grognant. Je me contentai de rester sur mon rocher, solidement accroché à la vigne, en songeant que les secours n'allaient pas tarder. Or, comme je m'installais là, tranquille et serein, je sentis de la poudre tomber sur ma tête. Je remarquai une souris blanche, installée là comme moi, qui grignotait la vigne. Mais c'était un gros pied de vigne, je ne risquais donc rien. J'avais tout mon temps.

Peu après, je regardai de nouveau au-dessus de ma tête et aperçus une souris noire qui grignotait le pied de vigne à la même hauteur que la première.

Je commençai à m'inquiéter quelque peu. Et l'inquiétude me creuse toujours l'appétit. Aussi attrapai-je une grappe de raisin qui se trouvait à ma portée. Ce fut le raisin le plus sucré et le plus délicieux de ma vie. « Que c'est bon ! », pensai-je.

Tel est le sens de la vie. Menacé de toutes parts, il ne vous reste qu'à vivre le moment présent. Et à le savourer.

Joseph Campbell, à la fin de son *Voyage du héros*, raconte l'histoire d'un tigre orphelin qui a été élevé par des chèvres. Celui-ci ignore sa condition de tigre et broute comme une chèvre. Mais, un jour, un tigre mâle arrive, semant la panique dans le troupeau qui se disperse.

« Or le petit gars était bel et bien un tigre, et non une chèvre. Le gros tigre le regarda et lui dit : " Quoi ? Comment toi, peux-tu vivre avec ces chèvres ? " C'est alors que le petit tigre se mit à faire *Méée* et à brouter l'herbe alentour, avec un air contrit.

« Le gaillard le prit alors par le col, l'emmena près d'une mare et lui dit : " Maintenant, regarde ton reflet dans cette mare. " Et le petit tigre pencha la tête au-dessus de l'eau. Ainsi, pour la première fois de sa courte vie, le petit animal vit sa véritable apparence. »

Quand l'eau de la mare est calme, nous prenons conscience de notre pérennité, nous constatons que nous sommes nous-mêmes, et personne d'autre. Les vagues, au contraire, rendent notre identité confuse.

Tant bien que mal, le petit tigre commence à déchiffrer le message. La seconde épreuve imaginée par son guide consiste à le mettre en présence des restes d'une gazelle. L'aîné mange une bouchée de cette viande saignante et ordonne au jeune tigre : « Ouvre ta gueule. » L'autre recule et répond : « Je suis végétarien. » Et le grand tigre d'ajouter : « Epargne-moi ces scrupules ridicules. » Et il lui enfourne le morceau dans la gorge. Le petit tigre a un haut-le-cœur. « Tout est question de principes. »

Cependant, même si cela est contraire à ses principes, le petit tigre est bel et bien en train de retrouver sa vraie nature car cette nourriture lui convient et son système nerveux en a besoin pour fonctionner pleinement. Dès lors, stimulé par une alimentation adaptée, il pousse un rugissement de tigre, le premier de son existence.

Cette histoire comporte une morale, bien entendu : en fait, nous sommes tous des tigres qui vivent comme des chèvres. La société, comme notre éducation, tente de nous faire devenir chèvres. Mais une interprétation judicieuse des symboles et une certaine discipline méditative peuvent nous permettre de reconnaître le tigre en nous. Néanmoins, nous devons continuer à vivre parmi les chèvres. Comment supporter cela ?

Au bout du compte, ce que vous aurez appris, c'est qu'à travers la diversité des formes de ce monde, la marque de l'éternité est partout reconnaissable. Vous pouvez contempler le miracle de la vie, mais ne révélez jamais que vous êtes un tigre. Vous portez les caractères extérieurs de celui qui vit en société, comme les autres. Mais vous possédez aussi les attributs de votre être caché. Tel est le grand secret de la vie.

Nous sommes au cœur même du sujet. Comment trouver votre manière personnelle d'aimer le monde, ne pas passer à côté, ne pas rester dans l'indifférence ? Les parents, les professeurs, les autorités, tous les représentants du pouvoir peuvent faire de nous des chèvres. L'essentiel est de retrouver le tigre qui est en vous.

Quand certains sont entravés par leurs principes, souvenez-vous que, pour les aider à changer, il est préférable de passer par le biais de l'anecdote, de la parabole. Présentez-vous à eux sous l'apparence de la chèvre, ils écouteront plus volontiers le tigre qui est en vous.

Un jour, je suis arrivé à une réunion au volant d'une Chevrolet Camaro 1969 qui manquait de s'effondrer à chaque instant. Pendant toute la journée, on m'a écouté attentivement. Puis, à la fin de nos travaux, une dame est venue me trouver.

« Vous avez eu une influence puissante sur nous tous, car vous êtes un homme humble.

– Comment savez-vous que je suis humble ?

– Oh, nous avons vu ce matin votre voiture. Si vous étiez venu en Mercedes, nous n'aurions certainement pas été autant touchés par vos propos. »

Je pense qu'à présent vous comprendrez mieux ce que je veux dire lorsque je vous conseille de vous déguiser en chèvre.

Le pont : laisser faire la vie et trouver la paix

J'ai été infirmière en obstétrique pendant neuf ans, avant de travailler en maison de retraite. Il y a tant de ressemblances entre la naissance et la mort ! Si, pendant l'agonie d'un malade, je peux aider les membres de la famille ou le mourant à se souvenir de ce que fut leur naissance, avec tout ce que cet acte naturel de la vie implique de travail et de douleurs, alors, d'une certaine façon, la mort devient beaucoup moins mystérieuse et effrayante. Je souhaite apprendre aux gens à mieux entourer le malade pendant ces moments tellement extraordinaires... Je vais bientôt animer des séminaires dont le thème sera « Communion avec les mourants », et qui traitera de la manière d'être présent à cet événement de la vie, de le rehausser, d'en être le témoin attentif.

JAN BERNARD

Aux frontières de la mort

Parfois, les gens me demandent comment ils doivent affronter le problème de la mort ; ce qui signifie déjà qu'ils acceptent le fait d'être mortels. Nous disposons d'un temps limité ici-bas, un jour, vingt, trente ou soixante ans, plus peut-être, peu importe. Vivons chaque jour, chaque année. Voilà le secret.

Une femme me disait : « J'ai un cancer mais je suis encore une jeune femme avec des enfants à élever. Je ne me sens pas prête du tout à affronter la mort. »

Que voulez-vous que vos enfants apprennent de la vie ? Si vous n'étiez pas auprès d'eux, que leur resterait-il ? Le souvenir de votre voix, cette voix qui leur dit que vous les aimez, que vous les acceptez tels qu'ils sont. Mais peut-être voudriez-vous leur laisser des traces écrites, des lettres, ou bien encore une cassette vidéo qui leur rappellerait combien vous les aimiez. Ainsi, ils pourraient grandir entourés de messages venant de vous et qui leur signifieraient que vous demeurez proche d'eux, quoi qu'il vous fût arrivé. Montrez-leur comment affronter l'adversité, le malheur. Que voudriez-vous leur laisser ? Que voudriez-vous partager avec eux ? Que voudriez-vous leur apprendre ? Je pense que, s'ils sont convaincus d'être aimés et de posséder la force d'affronter les difficultés à venir, ils seront mieux armés pour traverser cette épreuve.

A vous, comme à chacun, je conseille de faire un testament. Votre esprit en sera libéré. Vous voulez laisser un trésor à quelqu'un ? Ecrivez tout ce que vous souhaitez que les gens sachent. Une fois vos affaires en ordre, peut-être vous sentirez-vous soudain trop bien pour mourir. Avant de porter une appréciation sur la qualité d'une unité de soins palliatifs, je demande toujours si l'établissement organise une sorte d'examen de fin de vie. En effet, certains patients guérissent de leurs problèmes existentiels alors qu'ils attendent la mort. Ainsi, leur état s'améliore, et ils peuvent enfin rentrer chez eux.

Commencez, dès à présent, à entreprendre ce que vous avez toujours voulu faire. Si vous avez souhaité posséder un chat ou un chien, ou planter un potager, étudier une langue, partir camper avec vos enfants, faites-le. Ainsi, vous vivrez pleinement le moment présent. Vivez par petites unités de temps. Elles n'en seront que plus intenses.

A mon avis, c'est la bonne façon de faire face au

problème de la mort. Ne sombrez pas dans la dépression à l'idée que vous allez mourir d'un cancer, du sida ou d'une crise cardiaque, mais acceptez que la mort soit un événement auquel nous serons tous confronté un jour ou l'autre. Il est vain de nier cette réalité.

Comment se sentir prêt ? Comment parachever l'œuvre de sa vie ? Hormis la tristesse et le chagrin de devoir quitter sa famille, qu'y a-t-il donc dans la mort qui inspire une telle crainte ? Que faut-il affronter ? Parlez franchement de votre peur et de vos angoisses afin de trouver la sérénité. Vous pouvez peut-être régler vous-même les détails de vos funérailles. Quelle musique voulez-vous qu'on y joue ? Quel genre de cérémonie aimeriez-vous ? Tout cela peut paraître morbide mais, à votre place, je me poserais ces questions afin que la seule pensée de ces événements cesse de vous bouleverser.

Lors d'une de nos séances de travail à Chicago, une superbe octogénaire nous raconta que, après avoir appris qu'elle avait un cancer, elle avait appelé ses enfants et son mari pour mettre au point l'organisation de ses funérailles : musique, corbillard, etc. Ses enfants, gênés d'aborder ainsi le sujet, avaient finalement accepté la discussion sereinement, chacun s'engageant à respecter ses volontés. Toutes les dispositions avaient été ainsi prises alors qu'elle était encore en vie.

Lorsque mon père et son frère étaient plus jeunes, ils donnaient de temps à autre un coup de main pour l'entretien de la concession familiale au cimetière. Il leur arrivait de s'allonger sur l'emplacement de leur future tombe et de discuter de l'orientation qui leur permettrait de jouir le plus longtemps du soleil. C'était, pour eux, une manière d'accepter l'idée de leur mort.

Mais le plus beau, et même le plus drôle, est que, lorsque le moment fut venu pour mon père, les employés des pompes funèbres placèrent le cercueil dans la position exacte qu'il avait choisie. Nous n'avons pu retenir un sourire. Mon père était resté lucide jusqu'au bout et il s'était assuré que nous allions suivre ses instructions.

Je vous engage à faire comme lui. Ainsi, vos enfants ne connaîtront pas la même crainte que vous devant la mort. Grâce à vous, ils seront plus forts.

Je voudrais vous faire part des paroles de quelqu'un qui m'est cher. Il avait été un athlète merveilleux, mais on avait diagnostiqué un cancer. Le système nerveux central était touché et des tumeurs se développaient dans le cerveau et les poumons. Malgré plusieurs opérations, la chimiothérapie, la radiothérapie, malgré les effets secondaires, et malgré un coma, cet homme n'avait jamais perdu son énergie. Il avait profité de rémissions pour refaire de la natation, du ski et d'autres activités sportives. Plus tard, il avait été victime de plusieurs attaques dont il s'était également sorti, mais il en était resté aveugle. Sa conviction était que, lors du coma, l'âme d'un homme passe d'un univers à un autre : « J'ai vu la lumière blanche, j'ai assisté au miracle de la paix retrouvée grâce à l'esprit puissant et pourtant paisible qui, un jour, nous guidera tous à travers le passage final et nous délivrera du désespoir. Je suis convaincu qu'il nous sera permis d'emporter le plus grand trésor que nous ayons réuni dans cette vie : l'espoir et l'amour. Voilà bien le pont entre les deux mondes. »

Cela me rappelle les quelques mots qu'une patiente m'a laissés avant de mourir. « Merci pour tout l'amour que vous m'avez donné, je peux l'emporter avec moi. »

J'ai raconté comment, il y a plusieurs années, j'avais fait un rêve où l'on me conseillait de lire *Le Voyage à Ixtlan* de Carlos Castenada. J'y ai trouvé de nombreux éléments de réponse aux questions que je me posais. Je suis toujours frappé de voir à quel point l'inconscient semble savoir ce dont nous avons besoin et la façon dont il nous guide.

L'un des chapitres de ce livre me paraissait avoir été écrit pour moi. Il concernait la mort. Au cours d'une conversation avec Don Juan, Carlos lui explique que la mort est un sujet à écarter, car il est source de crainte et de doute. Don Juan lui rétorque :

« Vous vous trompez complètement. La mort est

le seul sage conseiller que nous ayons. Quand vous pensez, et vous le pensez sans cesse, que tout va mal, que vous allez être submergé, il suffit de vous tourner vers la mort pour savoir si c'est vrai. La mort vous dira vite que vous vous faites des idées et que rien n'est vraiment grave tant qu'elle n'a pas posé son doigt sur vous. Votre mort vous dira : " Je ne t'ai pas encore touché. " Regardez-moi. Je n'ai aucun doute, aucun remords. Tout ce que je tente relève de ma décision, de ma responsabilité. La moindre chose que j'entreprends, par exemple de vous inviter à marcher avec moi dans le désert, peut très bien s'achever par ma mort. La mort me traque à chaque instant. C'est pourquoi je ne laisse jamais place au doute ni au remords. Si je dois mourir pour vous avoir conduit dans le désert, alors, que je meure. Tandis que, de votre côté, vous êtes persuadé que vous êtes immortel, et les décisions d'un homme immortel sont sujettes aux hésitations, aux remords, aux doutes. Dans un monde où la mort est un chasseur, une image pour moi familière, il n'y a aucune place pour le doute ou le regret. Il n'y en a que pour la décision. »

Un peu plus tard, Carlos demande : « Est-il si fâcheux d'être timide ? »

Et Don Juan répond encore :

« Non, si vous devez être immortel. Mais si la mort est devant vous, il n'y a pas de temps pour la timidité. Pour la simple raison que la timidité vous enferme dans quelque chose qui existe seulement dans votre esprit. Elle vous endort, alors que tout s'agite autour de vous. Mais lorsque l'éblouissement du monde mystérieux se manifestera pour vous comme pour chacun d'entre nous, alors vous verrez bien que votre sécurité n'en était pas une. La timidité empêche les hommes de connaître leurs richesses et de les exploiter.

« Profitez de l'existence. Il est plus tard que vous ne le pensez. »

La mort n'est pas un échec

Un de mes vieux amis médecin me disait : « Je n'aime pas que le terme d'échec soit appliqué aux malades qui vont mourir. Je pense que la mort est l'une des formes de guérison (et non d'échec) imaginées par la nature. Et vous, quel terme suggérez-vous ? »

En effet, il faut y réfléchir. Mais le choix d'un nouveau mot importe peu. Nous en avons déjà un : mourir. Lorsque quelqu'un meurt, qu'entendons-nous ? « Il a disparu », « il s'est éteint », « il nous a quittés »... Mais que diable, employons les mots justes sans chercher à évacuer le problème !

Un jour, j'ai donné un cours en m'appuyant sur un texte qui énumérait, sur deux ou trois pages, toutes les façons d'exprimer que quelqu'un est mort, sans employer une seule fois le mot « mort ». Toutes les expressions citées étaient celles que l'on entend quotidiennement dans les hôpitaux. A Yale, le personnel parlait de patients en phase « Brady », parce que le bâtiment de la morgue s'appelait le Brady Building. Quand l'un de mes amis est mort à l'unité de soins intensifs, j'ai demandé le lendemain matin ce qui s'était passé ; la secrétaire m'a répondu : « Il est passé en phase Brady. » Je ne suis pas arrivé à lui faire dire qu'il était mort.

Bien au contraire, il serait possible de considérer la mort comme un soulagement. Nous dirions alors : « Si vous êtes fatigué, si vous avez envie de lâcher prise, allez-y. » C'est ainsi que ma mère a autorisé mon père à s'en aller, à quitter son corps. Nous lui avions trouvé une formule d'hospitalisation à domicile. Un jour, ma mère m'a appelé au téléphone : « Ton père me répète sans cesse : " Il faut que je m'en aille d'ici, Rose. " » Elle croyait qu'il s'agissait de la maison, mais je lui ai répondu : « Maman, ce qu'il veut quitter, ce n'est pas la maison, c'est son corps. » Et elle a compris. Nous n'avons pas eu un sentiment d'échec, de culpabilité. Il est simplement parti, entouré de l'affection des siens, à 15 heures. Tous ceux qu'il avait aimés et qui avaient pu faire le voyage se trouvaient auprès de lui. Il a attendu que nous soyons tous là et, quand la dernière personne est entrée dans sa chambre, il a respiré un grand coup et nous a tiré sa révérence.

Je reviendrai à la fin de ce livre sur les raisons qui l'ont poussé à mourir le sourire aux lèvres. J'expliquerai ce que nous avons partagé en ces derniers moments. Car, si nous sommes capables de comprendre que la mort n'est pas un échec, nous ne craindrons plus d'employer ce mot.

Je me dois d'ajouter que certaines personnes, lorsqu'on les autorise ainsi à s'en aller, en profitent pour remonter la pente ou bien réagissent comme cette femme qui a déclaré : « Je n'ai envie d'aller nulle part. » L'esprit joue un rôle dans la volonté de vivre. J'ai assisté à des réactions de ce genre en salle d'opération ou dans des unités de soins intensifs. A cet égard, les dessins sont très révélateurs. Quand certains malades emploient le pourpre – la couleur spirituelle – pour dessiner un ballon, ou un cerf-volant, qui semble vouloir quitter le cadre de la feuille, je l'interprète comme un désir de partir. Ils pourraient aussi bien dire : « Mon corps n'est plus le lieu où je veux être désormais. » Cela ne signifie pas que, s'ils se sentaient bien, ils ne souhaiteraient pas vivre cent ans de plus. Mais quitter son corps devient la phase spirituelle de leur guérison. Ils retrouvent leur intégrité.

Je me souviendrai toujours de cette femme, atteinte d'un cancer, qui avait été amputée d'un bras. Quarante ans plus tard, dans ses dessins, elle se représenta avec ses deux bras. Elle m'indiquait de cette façon qu'elle était prête à mourir et qu'elle avait retrouvé son intégrité. Quand on meurt, dans une certaine mesure, toutes nos déchirures se referment. Pour de telles personnes la mort n'a pas été un échec. Elle leur a permis de guérir.

Autre exemple, cette lettre d'une femme :

« J'ai vécu et aimé chaque jour, et la vie dont je jouis encore à cette heure est un don du Ciel... Mon corps est malade, mais je sais que mon âme est une source de soulagement, une lumière qui dépasse toute beauté, toute connaissance ici-bas. Mon âme vivra toujours, et c'est cette partie durable de moi-même que j'emporterai vers l'éternité. »

Ou encore ce jeune étudiant en médecine, souffrant d'un cancer, qui a écrit des lettres merveilleuses que l'on m'a transmises après sa mort :

« Votre soutien m'empêche de sombrer. Merci. J'ai le sentiment de devoir vous dire que, même si je ne réalise pas mes rêves comme je l'avais imaginé, je sais que ce n'est la faute de personne, ni de mes amis, ni de mes médecins, ni de ma famille. Ce n'est pas non plus la mienne. Peut-être est-ce seulement la faute de mon corps. »

Sa mère m'a dit : « Il s'est battu jusqu'au bout. Il est mort dans les bras d'une infirmière et a vécu pleinement jusqu'à son dernier souffle. Nous sommes si fiers de lui ! »

Lors d'un groupe de travail, un participant m'a confié : « Ce n'est pas tant de mourir que j'ai peur, que de mourir à petit feu. Comment arrive-t-on, dans ces conditions, à ne pas perdre le contrôle de soi et à se défaire de l'angoisse ? »

Je pense que, au lieu de penser en termes de « contrôle », il vaut mieux rechercher la paix de l'esprit. Quand on essaye de se dominer, souvent apparaît l'artifice, celui du sourire des gens qui souffrent mais qui se disent : « Tout va bien, personne ne doit savoir que je perds pied en ce moment. » Je me souviens d'un homme qui disait que sa maladie n'était qu'un « désagrément ». Il savait si bien serrer les dents en silence qu'il en est mort. Aucun de ses voisins ne se doutait qu'il était gravement malade. Et pourtant, dès qu'il franchissait le seuil de sa maison, il s'effondrait dans le salon et il fallait le porter jusqu'à son lit. Puis il passait la nuit à rassembler ses forces pour être présentable le lendemain. On ne peut pas dire qu'il se dominait ; il jouait tout simplement un rôle, et niait l'évidence.

Si vous voulez dominer la situation, affrontez vos angoisses : celle par exemple de la « mort à petit feu ». Cela signifie-t-il que ce sont les conflits qui vous font mourir à petit feu ? Alors, réglez-les ! Une telle mort peut aussi vous permettre de comprendre le prix de votre vie. A quelle distance de la fin du parcours la vie vaut-elle encore la peine d'être vécue ? Si vous ne pouvez plus marcher ou travailler comme autrefois, est-ce que cela justifie de mourir ? Voilà des questions auxquelles vous pouvez tenter de répondre. C'est finalement à vous seul de décider si le temps qu'il vous reste vous suffit. Cependant, si vous vous sentez prêt à mourir, rien ne s'y oppose. Si tel est votre choix, il vous reste la ressource de mourir à la maison, entouré de l'affection des vôtres, en évitant de donner aux autres le sentiments que votre mort est un échec.

Marilynn Rivest, une jeune femme atteinte d'un cancer du sein et qui travaillait comme assistante sociale, participait à nos travaux dans le cadre de l'ECAP. Elle a organisé notamment plusieurs de mes conférences. Elle m'a annoncé un jour qu'elle avait décidé de partir en Floride pour y mourir entourée de ses amis. Lorsqu'elle est arrivée là-bas, elle a retrouvé l'un d'eux qui travaillait avec des enfants autistes et recourait à des dauphins comme moyen thérapeutique. Il l'a invitée à plonger à son tour dans le bassin avec les animaux. L'amour, l'affection et la douceur dont elle a été soudain entourée ont transformé sa vie et prolongé ses jours. Grâce à cette relation, elle a trouvé la paix et la beauté. Elle disait avoir beaucoup appris. Plusieurs années après, épuisée et résolue cette fois à baisser les bras, elle revint chez elle dans le Connecticut. Un soir, elle m'a téléphoné pour m'expliquer qu'elle avait du mal à affronter sa mort prochaine. Je lui ai répondu : « C'est curieux, c'est la première fois qu'un dauphin me téléphone. » Le lendemain matin, ses parents me remerciaient, parce qu'elle était morte en paix, la nuit même.

Alors, retrouvez votre instinct, cette part de vous-même qui sait comment vivre et comment mourir. Ne laissez pas la société vous dicter votre conduite. Ne laissez pas les autres vous dire ce qui est bon ou mauvais pour vous. Si vous vivez intensément, vous ne mourrez pas à petit feu. Quand vous serez prêt à mourir, vous mourrez.

J'ai remarqué que 90 % des participants de nos

groupes qui sont morts n'ont jamais eu recours à une unité de soins palliatifs. Pourquoi ? Il suffit de s'interroger sur l'utilité de ces unités de soins. Résoudre les situations épineuses, les difficultés de la vie, surmonter les problèmes physiques et affectifs, aider les malades à aborder la mort... bref, leur rôle est capital et tout à fait utile. Mais si l'on a vécu pleinement, la mort n'est plus un problème.

Quelqu'un m'a demandé : « Comment peut-on considérer la mort de façon positive alors qu'il s'agit du stade ultime de l'abandon de soi-même ? »

Selon moi, la mort n'est pas un « abandon de soi-même ». Le cadeau de la vie nous est donné, dont nous tirons le maximum. Toutefois, nous ne contrôlons pas tout. Cela ne signifie pas que nous soyons irresponsables, que nous ne vivions pas pleinement. Simplement, le contrôle permanent est une illusion. Seules nos pensées sont sous notre contrôle, seuls nos choix nous appartiennent. Comme le disait cette infirmière qui travaillait à la fois dans une maternité et une unité de soins palliatifs : la mort est une transition, comme la naissance.

Certains de nous essayent d'éviter les changements de la vie même, mais cette tentative est vouée à l'échec. Vieillir est inévitable. Je vous conseille plutôt d'affronter la vieillesse et de vous en servir. Si vous vous résolvez à vivre au jour le jour, vous êtes sans âge, vous vivez dans l'instant. Malheureusement, la plupart d'entre nous sont incapables d'accepter cela.

Je sais qu'en vieillissant je ne peux plus courir aussi vite qu'autrefois. Mais je m'amuse et j'y prends autant de plaisir à cette activité que lorsque j'étais enfant. Aussi, dans une certaine mesure, la paix que nous apporte l'activité, le sens que nous donnons à nos journées nous empêchent de trop songer à la mort. Si vous me demandez quel est le plus beau jour de ma vie, je vous dirai pour ma part que c'est aujourd'hui.

J'ai couru trois marathons dans ma vie mais je me suis entraîné pour quatre. Pour le deuxième, j'avais trop forcé à l'entraînement, au point de me blesser, et j'ai dû renoncer à y participer. En revanche, pour le troisième marathon, en 1991, je me suis entraîné plus raisonnablement, en compagnie de notre belle-fille Judy, jeune médecin, et de notre fils Jonathan, qui est avocat. Judy savait que l'une des raisons qui me poussaient à participer une nouvelle fois à la course tenait au plaisir d'entendre une femme crier, au bord de la piste : « Vous êtes tous des champions ! » Elle était encore présente cette année-là.

Le Ciel nous adresse parfois des signes pour nous indiquer que nous sommes sur le bon chemin. *Une comédie humaine*, de William Saroyan, comporte une scène dans laquelle deux frères marchent côte à côte dans la rue. L'un montre sur le trottoir un penny à l'effigie de Lincoln : « " Un penny, dit Homère. Ramasse-le, Ulysse, ça porte bonheur. Et garde-le toujours. " Alors Ulysse ramassa le penny. Et, regardant soudain autour de lui, il vit tout le monde sourire à sa bonne fortune. »

Alors que j'étais sur la ligne de départ de mon premier marathon, j'ai pensé que j'avais besoin d'un signe me confirmant que j'étais sur le bon chemin. J'ai trouvé vingt-cinq cents sous ma semelle, sur la ligne de départ, puis un penny, bien plus loin. Au moment de prendre le départ du marathon de 1991, j'ai regardé par terre, espérant trouver de nouveau vingt-six cents (je fais part de cette folie publiquement, cela ne me dérange pas). Et en effet, dans l'herbe, devant la ligne de départ où piétinaient vingt-cinq mille concurrents, j'ai ramassé un penny. Ensuite, j'ai songé que j'avais fort peu de chances de trouver une pièce de vingt-cinq cents en courant dans les rues de New York. Pourtant, plusieurs kilomètres après le départ, je l'ai trouvée. J'aime à croire que c'était un signe tombé du ciel : j'étais sur le bon chemin.

Je suis fier de préciser que vingt et un mille participants ont fini la course avant moi. Je suis fier car le plus important était d'avoir participé et d'avoir été trois – trois de plus – à franchir la ligne d'arrivée. Fred Lebow, l'organisateur de la course, a déclaré qu'il admirait encore plus les gens qui avaient mis cinq heures à finir la course, parce que, pour ceux-là, l'aventure avait été bien plus difficile. Tout le monde a eu sa médaille. Je suis fier de la mienne.

Mon dernier marathon, je l'ai couru pour fêter mon soixantième anniversaire. Fred Lebow, qui avait eu une tumeur au cerveau trois ans plus tôt, a saisi l'occasion pour lancer une campagne de souscription en faveur de la recherche contre le cancer. La passion nous vient avec le malheur ; cet homme a reçu plus de deux mille lettres de félicitations pour avoir repris la coure à pied après son traitement.

Cette année-là, pour me retrouver un peu avec moi-même, j'ai couru seul. J'ai fini vingt-deux mille cinq cent trentième au classement, mais seulement cinq cent quarante-cinq personnes de ma tranche d'âge participaient à la course. Dans mon groupe, j'étais juste dans la moyenne.

Une fois de plus, j'ai pu mesurer que nous sommes tous des champions.

Ce dont je suis sûr, c'est qu'un jour mon tour viendra. Je serai triste de dire au revoir à ma famille, à la vie, aux fleurs. En ce moment, lorsque je regarde autour de moi, je contemple la beauté, le ciel, la création. Je n'ai pas envie de quitter ce monde, mais lorsque je ne pourrai plus tenir mon rôle ni participer à cette beauté, quand mon corps ne fonctionnera plus, quand je serai comme une feuille sur le point de tomber, alors je saurai que le moment est venu.

J'accepterai l'étape suivante, celle de l'ultime guérison. Car je crois que l'aventure continue, que nous continuons d'exister, sous une autre forme, une fois que le corps n'est plus. Il est terriblement passionnant d'avancer ainsi, de connaître une nouvelle aventure. C'est pourquoi, en ce qui concerne la mort, je suis partagé entre l'acceptation et la tristesse. J'espère pouvoir l'accueillir aussi bien que l'ont fait certains de mes proches ou des membres de nos groupes de travail.

J'aimerais pouvoir l'aborder comme un défi. Quand je m'entraîne pour le marathon, je cherche à me dépasser physiquement. J'aimerais arriver à considérer la mort de la même façon, et faire face. A l'heure de ma fin, j'espère en avoir fini avec toutes mes craintes, y compris celle-là précisément. Si j'y réussis, je serai enfin prêt. Si je laisse des rêves inaccomplis derrière moi, alors oui, je serai chagrin – qu'il s'agisse d'un tableau que j'aurais aimé peindre, d'une personne que j'aurais aimé rencontrer. Il est fort possible que le temps me manque. Mais je compte bien œuvrer pour éviter cela, de sorte qu'à l'arrivée de la mort je pourrai lui dire : « Bonjour, chère amie, je ne vais pas bien, prenez-moi dans vos bras, consolez-moi, je suis prêt à vous suivre. »

Je vais vous raconter une anecdote qui m'a beaucoup surpris. Alors que j'enseignais dans une université de ma région – la Southern Connecticut State University –, j'ai demandé aux étudiants, lors du premier cours, de remplir leur certificat de décès. C'était incroyable de voir comment ces jeunes gens imaginaient leur fin. Ils se voyaient généralement mourir vers trente, quarante ou cinquante ans, et cela, dans des circonstances les plus tragiques. Moi, sur mon propre certificat de décès, j'ai précisé que je mourrais à quatre-vingt-dix-huit ans. Cela se passerait le jour de mon anniversaire, toute ma famille serait réunie ; je monterais sur une échelle pour travailler sur le toit de ma maison. Ils me crieraient que je ne devrais pas faire de telles choses à mon âge. Et je tomberais de l'échelle, me brisant le cou.

Récemment, j'ai eu l'occasion de me rappeler ce faux certificat. Je pense que je commence à me connaître trop bien. Il vaudrait mieux changer certaines de mes habitudes.

Le 4 juillet de l'année dernière, nous sommes allés pique-niquer chez notre fils Jeffrey et, à notre retour, Bobbie s'est retirée pour faire la sieste. J'ai posé le long de la façade notre bonne vieille échelle de bois qui paraissait en parfait état. Je voulais grimper sur le toit pour couper une branche. Comme elle était très haute, je m'étais muni d'un sécateur à long manche. En redescendant, le premier barreau de l'échelle a lâché. Je suis tombé de quatre ou cinq mètres. Je n'ai aucun souvenir de la chute et je peux vous assurer que je n'ai pas vu défiler ma vie en accéléré. Je me suis simplement dit : « Mon Dieu ! » Et patatras. Je m'en suis sorti avec un traumatisme bénin, mais ce jour-là, j'ai compris que la vie tenait à très peu de chose. Si l'un de mes pieds s'était pris dans les barreaux, si j'étais tombé la tête la première, je ne serais peut-être pas en train d'écrire ce livre. C'est pourquoi, aujourd'hui, je pense qu'il est important de mesurer la fragilité de l'existence, et la vivre pleinement.

Je me souviens d'une autre fois où j'ai senti passer le souffle de la mort. J'avais quatre ans et j'étais cloué au lit ce jour-là avec une otite. J'avais entre les mains un téléphone-jouet. Je l'ai démonté et j'ai maintenu les pièces entre mes lèvres – j'avais vu les charpentiers et les ouvriers le faire. J'avais donc la bouche pleine de pièces détachées, que j'ai avalées. J'ai commencé à m'étouffer. Au bord de l'asphyxie, je me sentais absolument en paix, et je me rappelle fort bien cette impression. J'avais le sentiment que la mort n'était pas un problème. Même à l'âge de quatre ans, j'avais une notion très spirituelle de cet instant. Mais ce qui me fâchait, c'était que ma mère – que j'apercevais à la cuisine mais que je ne pouvais pas appeler – allait arriver, me voir mort et s'écrier : « Quel enfant insupportable, voilà qu'il est mort ! » C'est comme cela que j'ai perçu la chose. Le fait de mourir faisait de moi un garnement, un enfant bien élevé ne commettrait pas une faute pareille. (La culpabilité n'est-elle pas un sentiment formidable ?)

Alors, soudain, j'ai vomi, et j'ai enfin pu respirer de nouveau. J'ai eu aussi le sentiment que quelqu'un décidait de ne pas me faire mourir à cet instant. Peut-être était-ce cette même énergie, cette même force, qui m'a sauvé lorsque je suis tombé de l'échelle.

Quoi qu'il en soit, sachez que notre fils Jeffrey m'a offert, depuis, une nouvelle échelle. Elle est inoxydable, imputrescible et non conductrice. Je suis sûre qu'elle me survivra.

Mourir à son heure

Il existe toutes sortes de signes – exprimés dans les rêves, les poèmes, les dessins – qui prouvent que les gens ont la prescience de leur mort. Je me souviens d'un poème qui a été publié dans notre journal local. Son auteur était l'une des futures victimes d'un accident d'avion – l'appareil perdit une porte en vol. Le poème, qui avait été écrit plusieurs semaines avant l'accident, évoquait une aspiration dans le vide et une noyade au fond de la mer. A la lecture de ce texte, on se dit : « Nom d'un chien ! Il savait ! »

Cependant, il arrive parfois que les gens choisissent en quelque sorte l'heure de leur mort. Dans le *Journal of The American Medical Association*, un article fait état de cas où la mort est retardée pour coïncider avec un événement symbolique. Les statistiques révèlent en effet que, dans toutes les cultures, un nombre accru de morts est observé après les anniversaires et les vacances. En d'autres termes, tant que quelque chose nous retient à la vie, on s'y accroche. J'ai déjà entendu quelqu'un me dire : « Je mourrai à 2 heures. A ce moment-là les enfants seront arrivés de Californie. » Et effectivement, les choses se sont déroulées comme prévu.

Certaines personnes font des rêves prémonitoires les montrant en avion, mourant à une date précise, ou bien encore allongées en salle d'opération. J'ai vu si souvent ce genre de rêves se réaliser que je ne peux que croire en notre connaissance intuitive.

S'il vous arrive de recevoir un message de cette nature, ne prenez pas de risques. Ne vous faites pas opérer un jeudi si vous avez rêvé que vous mouriez sur la table d'opération ce jour-là. Une dame avait ainsi rêvé que « jeudi » était gravé sur sa pierre tombale. On ne l'a pas opérée le jeudi suivant et nous en avons été soulagés tous deux.

J'ai reçu une lettre d'un homme qui avait écrit sur l'enveloppe : « Mort, à l'heure prévue. » Je n'ai jamais eu connaissance de mort programmée de l'extérieur ; il s'agit plutôt, en l'occurrence, d'obéir à son horloge interne.

Une infirmière m'a raconté le cas d'un homme de trente ans, atteint d'un cancer généralisé, qui voulait assister à la première communion de sa fille. Le jour dit, sa fille a pénétré dans la chambre revêtue de son aube. Malgré son état, cela a semblé le rendre heureux, a précisé l'infirmière. « Le jour suivant il est mort, ayant atteint le but qu'il s'était fixé. »

Peut-être, mourrez-vous ainsi, avec ce sentiment d'avoir accompli votre tâche. Cela ne signifie pas que quiconque parmi nous ait envie de mourir, mais il existe un moment où le fait de quitter notre corps constitue la prochaine étape du traitement.

Une femme, Patricia Zacharias, dont le père avait un cancer, m'a raconté que son entourage refusait la réalité. Après avoir lu mes livres, elle a réuni un jour tous les membres de la famille et leur a expliqué qu'en mourant son père ne les quitterait pas. Alors tout le monde s'est mis à pleurer et à s'embrasser ; et ce père a été comblé d'amour et de baisers pour le restant de ses jours. Ensuite, le vieil homme s'est apaisé et il a pu sereinement se préparer à affronter la mort. La lettre de cette femme se terminait ainsi :

« Il avait écrit ses dernières volontés sans négliger aucun détail pour ses funérailles. Il avait même prévu les vêtements qu'il voulait porter ce jour-là : sa veste de golf verte et ses tennis parce qu'elles lui avaient bien servi pendant les derniers mois où il avait pu marcher... La dernière semaine, il racontait qu'il voyageait à travers un long tunnel au bout duquel il apercevait une lumière pleine de jolies couleurs. C'était fascinant pour moi parce que mon père n'était pas du tout le genre d'homme à raconter ces choses-là. »

Une autre femme nous a fait partager ce que son fils de quatorze ans, Thomas Connor, écrivait une semaine avant sa mort. Sur des feuilles détachées d'un cahier d'écolier, on pouvait lire :

« Certains pensent que la mort est un grand soulagement ; ils pensent à la vie comme à une punition, et à la mort comme une prison somme toute agréable après toutes les épreuves de l'existence... Mais dans la vie il y a plus de hauts que de bas... A la fin, vous accueillez volontiers la mort, non pas comme un moyen de fuir les difficultés, mais comme la récompense finale après tous ces hauts et ces bas. »

Une autre femme me disait encore de son père : « Sa maladie progressait, mais il sentait qu'il devait rester vivant encore quatre mois parce qu'il voulait participer à une grande fête de famille, à l'occasion d'un anniversaire. Pendant les deux semaines qui ont précédé ce jour, il n'arrêtait pas d'en évoquer la perspective. Nous avons célébré joyeusement cet anniversaire avec un bon dîner, du champagne, un superbe gâteau, le tout servi amoureusement par ma sœur. Mon père a mangé de tout, il avait l'air très bien. Après la fête, il a regagné son lit et ne s'est plus jamais relevé. Cinq jours avant sa mort, il souffrait beaucoup. Il se demandait pourquoi il n'en avait pas encore fini. Nous avons réfléchi tous ensemble et conclu que c'était nous qui n'étions pas prêts à accepter son absence. Peut-être le sentait-il confusément. Ce jeudi-là, il eut beaucoup de visites. Il ne souffrait plus. Il discuta toute la journée, montra une force étonnante malgré son état, partagea son amour avec nous et parla de la délivrance qui l'attendait. Ce fut pour nous l'occasion de prodiguer des larmes et des baisers une dernière fois. Le soir, il eut une vision et nous annonça qu'il s'en irait le lendemain. C'est ce qu'il fit, à 11 h 35 du matin. »

Le fait que cet homme n'ait pas souffert lors de ses derniers instants n'est pas sans rapport avec l'absence de conflits et l'atmosphère paisible qui régnait autour de lui, j'en suis certain. Que l'on me dise ce qui est préférable aux yeux de la famille : cette fin sereine, ou bien choisir d'en finir avec la vie en respirant du monoxyde de carbone ?

Solutions extrêmes

Récemment, lors d'une conférence, on m'a demandé ce que je pensais du suicide. D'une manière générale, je n'ai jamais considéré le suicide actif comme légitime. Lorsque l'organisme est fatigué, quand il ne fonctionne plus, je pense qu'il est juste de songer à partir, de cesser de prendre soin de son corps et de se laisser mourir. Ce n'est pas la même chose que d'appliquer le canon d'un fusil contre sa tempe. Le suicide est un message négatif que l'on adresse à sa famille tout entière et qui suggère que, face à l'adversité, on baisse les bras.

Lorsqu'on meurt de mort naturelle, on laisse quelque chose derrière soi. Mais quand on se suicide, on ne laisse qu'un vide, on n'apprend rien à personne sur la façon de mener sa vie.

Je n'aime pas voir des gens commettre un suicide parce qu'ils ont peur de ce qui les attend. Je ne suis pas opposé au fait de les aider à mourir – dans le cas, bien sûr, où ils vous disent : « J'ai mal et je suis prêt à partir. » Un homme m'a fait un jour remarquer : « Je suis à l'hôpital pour y mourir, j'aimerais bien que l'on me dise en quoi c'est important que je finisse ou non mon déjeuner. »

Une autre forme d'aide que nous pouvons apporter porte sur les médicaments antidouleur et les calmants afin que les malades n'aient plus qu'à se reposer et à laisser les choses s'accomplir. Oui, de cette façon-là, je puis dire que j'ai aidé des gens à mourir. Je les ai aidés à se défaire de leur culpabilité et à en finir avec le sentiment d'échec.

Je crois que si l'on confiait vraiment aux malades le soin de décider, ils cesseraient de se tourmenter sur la question du suicide. N'ayez pas peur de l'avenir ! Tel est le vrai message. Lorsque vous vous sentez prêts, dites-le autour de vous. Souvenez-vous de ces Irlandais qui firent la grève de la faim et se laissèrent dépérir en refusant toute nourriture, puis toute boisson. Il leur a fallu vingt-trois jours pour mourir. Eh bien, si, de votre côté, vous cessiez de vous alimenter et de boire pendant vingt-trois jours, que risqueriez-vous ? Qu'arriverait-il ?

Il se pourrait que quelqu'un fasse irruption dans votre chambre et vous colle un tube au fond de la gorge pour vous alimenter de force, vous empêchant ainsi de mourir. Dans ce cas, signez une décharge, écrivez vos dernières volontés et faites ce que vous avez décidé. Vous n'aurez plus besoin alors de recourir au suicide. Il vous suffira de cesser de vivre et de laisser les choses finir d'elles-mêmes.

Pour beaucoup, là est le problème. Le fait qu'un ouvrage comme *Suicide mode d'emploi* se soit trouvé en bonne position dans la liste des best-sellers illustre fort bien le peu de maîtrise qu'ont les gens de leur existence. La vie les angoisse tellement qu'ils sont du même coup effrayés à l'idée de ne pouvoir dominer leur mort. Qu'évoque le suicide dans votre famille ? Croyez-vous qu'un suicide soit vraiment un cadeau à faire à votre entourage ?

On me pose souvent la question suivante, qui constitue en quelque sorte le revers de la précédente : « Dans quelles conditions un médecin est-il autorisé à recourir à des “ solutions extrêmes ” pour garder quelqu’un en vie ? »

Si l’on y réfléchit, même une transplantation cardiaque peut être classée parmi les solutions extrêmes. Au début de ce siècle, on priait : « Que Dieu nous garde de la diphtérie ! » Aujourd’hui, on dirait plutôt : « Faites que je trouve un donneur ! »

Qu’est-ce qu’une solution extrême ? Je dirais que cela dépend en grande partie des individus. Si quelqu’un estime qu’il est en position d’aimer, d’apporter quelque chose au monde, il ne refusera pas, dans ce cas, que l’on recoure à des moyens extrêmes pour le garder en vie.

Je connais des médecins qui se sont battus pour maintenir en vie une femme plongée dans un coma profond, alors que son mari demandait qu’on la laisse mourir. Aujourd’hui cette dame se porte bien et elle a retrouvé toutes ses facultés. Je pense, par conséquent qu’il est juste de multiplier les tentatives pour garder en vie les gens.

Toutefois, si un patient est fatigué, s’il souffre, une intraveineuse au moment opportun peut constituer une solution extrême qu’il peut accepter ou refuser.

Ainsi, le caractère « extrême » des mesures à prendre dépend du stade atteint par chaque individu dans l’évolution de sa vie. En tant que médecin, il y a des choses que je ne consentirais pas à faire pour un patient âgé de quatre-vingt-dix ans, mais que je ferais au contraire très facilement pour un malade de dix ans. Mais il m'est arrivé aussi de tenter de ranimer un malade de quatre-vingt-dix ans parce que je savais qu'il était disposé à lutter pour vivre.

L'Association des retraités américains affirme que le traitement du cancer est différent selon qu'il s'agit de personnes âgées ou de malades plus jeunes et que les personnes âgées ne reçoivent pas toujours les soins appropriés. Je pense, pour ma part, que cela dépend énormément des individus, des souffrances qu'ils sont prêts à endurer. Le problème n'est pas de blâmer le corps médical ni de savoir s'il fait son travail correctement. Peut-être les médecins pensent-ils simplement soigner les personnes âgées humainement en leur évitant des traitements agressifs qui peuvent parfois se révéler pires que le mal.

Le mieux serait d'établir, à l'attention des médecins et de la famille, la liste des moyens « extrêmes » que l'on est prêt à accepter – assistance respiratoire, greffes, perfusion intraveineuse et autres techniques. On pourrait ainsi donner une idée de sa philosophie et de ce qui est essentiel pour soi. Ne voit-on pas certains patients ramenés à la vie demander : « Pourquoi avoir fait cela ? Vous auriez dû me laisser mourir », tandis que d'autres, privés de leurs membres ou paralysés, sont heureux d'être encore en vie.

L'amour demeure en nous

« Au fond, l'amour que nous avons reçu demeure en nous, bien après que la source de cet amour eut disparu de nos vies », écrivait John M. Schneider dans un article de la *Noetic Sciences Review*.

« Gandhi affirmait que le chagrin que nous ressentons à cause de la perte d'un être aimé est peut-être notre plus grande erreur, car nous gardons éternellement en nous l'essentiel de la relation affective qui nous unissait à l'autre. Selon lui aussi, la conscience que seule la forme disparaît, non la substance, ne peut être appréhendée par la plupart d'entre nous que par l'épreuve et le chagrin ; mais cette pensée ne nous épargnera pas la peine et le deuil. »

Dans la semaine qui suit la mort d'un être qui a relevé tous les défis et accepté la mort sereinement, on peut ressentir, durant nos réunions, une chaleur, une plénitude, une atmosphère d'accomplissement. Mais, lorsque la mort survient trop tôt, on éprouve au contraire une sorte de vide, car nous n'avons pu parfaire la vie de celui qui s'en est allé. Michael Lidington, le jeune homme dont j'ai déjà parlé et dont le cancer avait récidivé, a écrit un poème, intitulé « Défi », que son frère Ryan a lu lors de ses obsèques. Il contenait son ultime message :

Y eut-il vraiment un temps
Où l'homme était un homme
Et la femme une femme,
Et où ils pouvaient se passer du monde ?

Je vois les désastres annoncés ;
Et je vis dans le mirage du passé
Là où les hommes ne courent pas après l'or ni la
[soie
Où ils ne sont ni mauvais ni menteurs.

Oui, j'ai débarqué un peu déboussolé dans ce
[monde étrange,
Un monde d'indépendance où les hommes ont soif
[d'amour.
Faites comme moi, défiez le monde,
Ne tenez rien pour acquis, sachez où vous allez.

Brisez toutes les barrières physiques, ne vous
[abandonnez pas,
Ce monde matériel ne mène à rien sans l'amour.
Bien des gens vous aiment, sans quoi ils ne
[seraient pas auprès de vous ;
Croyez-moi, tout vaut mieux que de n'avoir per-
[sonne autour de soi.

Séchez vos larmes, je nage dans le bonheur.
Faites comme moi, acceptez le pire défi de votre
[vie.
Vous voyez, je l'ai relevé. J'ai gagné.
Bientôt je vivrai dans un pays meilleur, où la haine
[et la maladie n'ont pas leur place.

Je serai toujours avec vous, aussi je ne veux pas
[voir une seule larme dans vos yeux.
Vous aussi vous pouvez vaincre.
Allez-y, luttez. JE VOUS METS AU DÉFI.

Michael Charles Lidington est mort paisiblement chez lui. Il avait quinze ans. Après l'éloge funèbre, les chants, et les poèmes écrits en son honneur, c'est lui qui a eu le dernier mot.

Le professeur C. Regina Kelley est sculpteur et enseigne à l'Ecole des beaux-arts de l'Etat du Maine. Elle collabore à un programme d'assistance aux mourants mis en place dans des unités de soins palliatifs. Elle explique :

« Dans les cultures traditionnelles, les gens allaient voir le guérisseur non seulement pour eux-mêmes, mais pour rétablir l'harmonie dans leur famille, dans leur groupe social. Quand on jette ce regard-là sur la maladie, on peut parler de guérison dans de nombreux cas où pourtant le patient est mort. »

C'est une chose que j'ai en effet constatée maintes fois. On peut laisser derrière soi une plénitude. Des familles entières peuvent se trouver réconciliées par la perte d'un être cher, grâce à tout ce que cette épreuve représente d'efforts sur le plan spirituel et parfois même physique.

Si vous voulez vivre éternellement, aimez quelqu'un.

Une conclusion joyeuse

Je voudrais à présent vous faire part de deux événements qui furent pour moi d'une importance primordiale car ils m'ont aidé à comprendre le sens de la vie et les raisons de notre présence sur terre. Le premier concerne mon père, disparu récemment.

Il est mort le 23 juin 1991 et j'ai pu constater ce jour-là que tout ce dont il est question ici appartient au domaine du possible. Le dimanche matin, quand nous nous sommes retrouvés autour de son lit, j'ai demandé à ma mère de me raconter en détail comment ils s'étaient rencontrés et ce qui les avait conduits à fonder une famille. Alors elle s'est exécutée avec beaucoup d'humour.

Cela se passait pendant des vacances à Coney Island, près de New York. Elle était assise sur la plage avec des filles qu'elle ne connaissait pas. « Plus tard, j'ai appris que leur réputation n'était pas fameuse », précisa-t-elle. Mon père se trouvait également là en vacances avec sa famille, et il débarqua sur la plage avec des jeunes gens de son âge. Ils sortirent alors une pièce de monnaie pour s'attribuer les filles à pile ou face. Et lorsque ma mère ajouta : « Ton père a perdu, il est tombé sur moi », nous sommes tous partis d'un grand éclat de rire. Mon père reprenait de meilleures couleurs, à mesure que les anecdotes se succédaient. Un sourire apparut sur ses lèvres et j'avais le sentiment qu'à chaque instant il pouvait ouvrir les yeux et nous dire : « Finalement, j'ai changé d'avis, on s'amuse trop, j'ai décidé de ne pas mourir aujourd'hui. »

Puis notre fille Carolyn est arrivée ; c'était la dernière personne que nous attendions au chevet de mon père. Ses autres petits-enfants étaient dispersés à travers le pays. Mon père n'eut pas vraiment conscience de sa présence, car il était dans un état semi-comateux, mais je reste convaincu que, tout au fond de lui, il savait qu'elle était là. Bobbie lui a dit : « Carolyn est là. » Et c'est à ce moment précis que mon père est mort, un sourire éclairant son visage.

Pour chacun de nous, cette mort fut un don merveilleux. Ses enfants et petits-enfants n'avaient désormais plus de raison de craindre la mort. Un de nos enfants m'a demandé si c'était vraiment cela, la mort. Je lui ai répondu : « C'est ainsi qu'elle devrait être, mais, hélas, ce n'est pas toujours le cas. »

Aussi, interrogez-vous. Comment pouvez-vous, vous aussi, mourir le sourire aux lèvres ? Rassemblez vos amis et votre famille autour de vous, et dites-leur : « Maintenant, racontez-moi les histoires drôles de notre vie. » Si le silence seul vous répond, ce n'est pas bon signe. Je vous suggère donc de faire en sorte, dès maintenant, que votre vie soit émaillée d'anecdotes joyeuses et pittoresques que chacun aura plaisir à raconter et qu'il conservera pour toujours comme un trésor. Naturellement, la clé de tout cela, le secret de la vie entre deux consultations, c'est de vivre l'instant présent. Non pas comme une parenthèse ou le passage entre les piquets d'un slalom, mais comme un moment unique, le plus précieux de votre vie.

Ces souvenirs à propos de mon père m'ont aidé à guérir ma douleur. Mais j'ai aussi trouvé une aide d'une autre nature. C'est la seconde histoire que je voulais vous raconter. Une femme qui participait à nos réunions m'a offert un recueil intitulé *Poèmes qui touchent le cœur*. Un jour, environ une semaine après la mort de mon père, alors que j'étais en proie au chagrin, j'ai ouvert ce livre. Je suis tombé sur un texte de Strickland Gillilan, « Le Cierge éteint », qui évoque un homme incapable de vivre après la mort de sa fille. Un jour, sombrant dans le sommeil, il rêve qu'il arrive au paradis. Il aperçoit alors une procession d'enfants portant des cierges. Parmi eux, il en remarque un dont le cierge est éteint.

S'approchant de cet enfant, il reconnaît sa fille. Arrivé à sa hauteur, il lui demande : « Comment se fait-il, mon enfant, que seul ton cierge soit éteint ? » Elle répond : « Père, on le rallume souvent mais ce sont tes larmes qui l'éteignent. » Ce texte a allégé mon fardeau et m'a aidé à continuer à vivre. J'ai compris alors que se réjouir au souvenir du passé est la meilleure façon de réveiller la mémoire.

Ce que je vous conseille, en somme, c'est de commencer à exister vraiment, et de cesser de jouer un rôle. Ne jouez pas la comédie de la vie, vivez. Développez avec votre médecin une relation salvatrice de partenariat. Faites de même avec vos amis, vos conjoints, vos concubins. Comprenez l'amitié ou toute autre relation comme des facteurs de guérison. Faites en sorte que quelque chose de meilleur en résulte, afin qu'il ne soit plus nécessaire de cacher votre visage et d'enfouir vos sentiments. Œuvrez à votre propre guérison et donnez-vous naissance à vous-même. L'accouchement peut être difficile mais, si vous laissez quelqu'un vous assister pendant le travail, la douleur deviendra bien plus supportable. Répondez à l'amour, à l'affection, au soutien dont vous êtes l'objet. Et n'oubliez jamais qu'à travers le voyage de la vie l'amour sera toujours votre meilleur guide.

Qu'est-ce que l'ECAP

L'ECAP *(Exceptional Cancer Patients)* est une organisation à but non lucratif, fondée par le Dr Siegel en 1978. Dans le Connecticut, l'ECAP propose un programme de soins doublé de sessions de thérapie de groupe menées par des pycho-thérapeutes. Il est à la disposition des malades atteints de cancer, de sida ou d'autres maladies, chroniques ou à hauts risques, en complément du traitement médical qu'ils ont choisi. En outre, chaque année, l'ECAP organise un cycle de rencontres conduit par le Dr Siegel lui-même et ouvert à tous, malades ou non.

L'ECAP propose aussi des cycles de formation pour ceux qui veulent diriger des sessions de soutien aux malades, et des conseils au personnel de santé.

L'ECAP publie un recueil des thèmes abordés qui réunit toutes les informations utiles, le programme national des sessions menées par le Dr Siegel, une importante information médicale et la liste de plus de 150 groupes de travail et leurs adresses par région. Ce guide peut être commandé contre remboursement.

Tous les livres, vidéocassettes et cassettes audio édités par le Dr Siegel peuvent être commandés par le biais de l'ECAP. L'ECAP diffuse aussi de nombreux autres ouvrages et cassettes de visualisation mentale réalisés par des spécialistes renommés. Pour commander, concacter :

ECAP
1032 Chapel Street
New Haven, CT 06511 USA.
Tél : (19.1) (203) 8658392

L'auteur

Le Dr Bernard S. Siegel, qui préfère se faire appeler Bernie plutôt que docteur Siegel, est un ancien élève de la Colgate University et du Cornell University Medical College.

Il a débuté comme chirurgien au Yale New Haven Hospital puis exercé à l'hôpital des enfants de Pittsburgh. Il resta chirurgien généraliste et pédiatrique à New Haven jusqu'en 1989, date à laquelle il a pris sa retraite. En 1978, il crée l'ECAP (« malades cancéreux exceptionnels »), une forme particulière de thérapie individuelle et de thérapie de groupe qui associe l'analyse des rêves, des dessins et des images produits par les patients. Cette méthode repose sur le partage de l'amour. C'est une thérapie sans danger qui facilite les métamorphoses personnelles et la guérison. Elle permet aux malades de mobiliser toutes leurs ressources contre la maladie.

La famille du docteur Siegel vit dans la région de New Haven. Bernie et sa femme, Bobbie Siegel, sont coauteurs d'une multitude d'articles. Ils ont cinq enfants. Le « clan » a de nombreux centres d'intérêt, parmi lesquels les animaux occupent une place de choix. Le toit familial tient à la fois de la galerie d'art familial, du zoo, du musée et de l'entrepôt de vieilles voitures à retaper.

Son premier livre paru aux Etats-Unis en 1986, *L'Amour, la Médecine et les Miracles*, et, le second, *Messages de vie*, en 1989, ont donné une nouvelle orientation à sa vie. Il est engagé désormais dans le combat pour l'humanisation des soins médicaux, pour une meilleure formation des professionnels de la médecine prenant en compte l'influence de l'esprit sur le corps. Bernie voyage beaucoup avec Bobbie pour ses conférences et dirige des séminaires afin d'expliquer ses techniques et de faire partager son expérience.

Il prévoit que, d'ici une dizaine d'années, l'influence de la conscience sur les hommes et sur la matière sera considérée comme un fait scientifique, et que les malades deviendront les partenaires actifs de l'équipe médicale dans l'acte thérapeutique.

Table des matières

Cet ouvrage a été réalisé par la
SOCIÉTÉ NOUVELLE FIRMIN-DIDOT
Mesnil-sur-l'Estrée
pour le compte des Éditions Anne Carrière
en décembre 1995

Imprimé en France
Dépôt légal : janvier 1996
N° d'édition : 0046 – N° d'impression : 31676